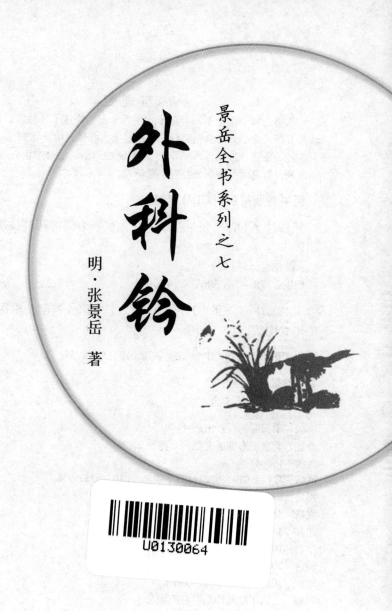

景岳全书系列之七

# 外科钤

明·张景岳 著

中国医药科技出版社

# 内容提要

本书为《景岳全书》卷四十六至四十七，论述了外科病的辨识、治法与方药。全书分为总论部分，包括经义、脉候、论证等41篇；各论分别论述了发背、脑疽、耳疮等39种病证的诊治。适合中医外科从业者、中医理论研究者及中医爱好者参考学习。

## 图书在版编目（CIP）数据

外科钤／（明）张景岳著 . —北京：中国医药科技出版社，2017.9

（景岳全书系列）

ISBN 978 - 7 - 5067 - 9496 - 1

Ⅰ . ①外… Ⅱ . ①张… Ⅲ . ①中医外科学—中医临床—中国—明代 Ⅳ . ①R26

中国版本图书馆 CIP 数据核字（2017）第 197591 号

**美术编辑** 陈君杞

**版式设计** 南博文化

出版　中国医药科技出版社
地址　北京市海淀区文慧园北路甲 22 号
邮编　100082
电话　发行：010 - 62227427　邮购：010 - 62236938
网址　www. cmstp. com
规格　880 × 1230mm $\frac{1}{32}$
印张　5 $\frac{1}{4}$
字数　102 千字
版次　2017 年 9 月第 1 版
印次　2017 年 9 月第 1 次印刷
印刷　三河市双峰印刷装订有限公司
经销　全国各地新华书店
书号　ISBN 978 - 7 - 5067 - 9496 - 1
定价　**10. 00 元**

# 景岳全书系列
## 编 委 会

# 出版者的话

  《景岳全书》为明代著名医家张景岳所著，成书于1640年，共64卷。本次整理为了便于读者检阅，特将全书分为9个分册，原卷一至卷六合为《传忠录》，论阴阳六气；卷四至卷六合为《脉神章》，论诸家脉法精要；卷七与卷八合为《伤寒典》，论四时外感证治；卷九至卷三十七合为《杂证谟》，详论杂证；卷三十八至三十九合为《妇人规》，论女子经带孕胎产之病；卷四十至四十五合为《小儿则》，论述小儿常见病及痘疹之病的证治；卷四十六至四十七合为《外科钤》，论述外科病的治则、治法与方药；卷四十八至四十九《本草正》，载常用药300种，详述其性味、功效、禁忌等；卷五十至卷六十四合为《八阵方》，依次为新方八阵、古方八阵、妇人方、小儿方、痘疹方及外科方。

  张景岳（1563～1640），字会卿，名介宾，别号通一子，明代著名医家。因其善用熟地，又被称为"张熟地"，其为古代中医温补学派的代表人物，被称为"医中杰士""仲景之后，千古一人"。著有《类经》《类经附翼》《景岳全书》《质疑录》等书。

本次整理，以岳峙楼本为底本，以四库本为校本。若底本与校本有文字互异处，则择善而从。具体原则如下。

1. 全书加用标点符号，采用简体横排。底本中繁体字、异体字径改为简化字，古字以今字律齐，方位词右、左改为上、下。

2. 凡底本、校本中明显的错字、讹字、避讳字，或笔画略有舛误，经核实无误后予以径改，不再出注。

3. 凡底本、校本不一致的情况，据文义酌情理校。

4. 书中中医专用名词规范为目前通用名称。如"龟板"改为"龟甲"，"杏人"改为"杏仁"，"栝楼"改为"瓜蒌"等。

5. 凡入药成分涉及国家禁猎和保护动物的（如犀角、虎骨等），为保持古籍原貌，原则上不改。但在临床运用时，应使用相关的代用品。

恐书中难免有疏漏之处，敬祈同仁惠予教正，是为至盼。

中国医药科技出版社

2017 年 7 月

# 序 一

　　人情莫不欲寿，恒讳疾而忌医，孰知延寿之方，非药石不为功；得病之由，多半服食不审，致庸医之误人，曰药之不如其勿药，是由因噎废食也。原夫天地生物，以好生为心，草木、金石、飞潜、溲渤之类，皆可已病，听其人之自取。古之圣人，又以天地之心为己心，著为《素问》《难经》，定为君臣佐使方旨，待其人善用之。用之善，出为良医，药石方旨，惟吾所使，寿夭荣谢之数，自我操之，如执左券，皆稽古之力也。庸医反是，执古方，泥古法，罔然不知病所自起，为表、为里，为虚、为实，一旦杀人，不知自反，反归咎于食忌，洗其耻于方册，此不善学者之过也。故曰：肱三折而成良医，言有所试也。不三世不服其药，言有所受之也。假试之知而不行，受之传而不习，己先病矣，己之不暇，何暇于已人之病？是无怪乎忌医者之纷纷也。

　　越人张景岳，豪杰士也。先世以军功起家，食禄千户，世袭指挥使。结发读书，不呫呫章句。初学万人敌，得鱼腹八阵不传之秘，仗策游侠，往来燕冀间，慨然有封狼胥、勒燕然之想，榆林、碣石、凤城、鸭江，足迹几遍。投笔

1

弃缣，绝塞失其天险；谈兵说剑，壮士逊其颜色。所遇数奇，未尝浼首求合也。由是落落难偶，浩歌归里，肆力于轩岐之学，以养其亲。遇有危证，世医拱手，得其一匕，矍然起矣。常出其平生之技，著为医学全书，凡六十有四卷。语其徒曰：医之用药，犹用兵也。治病如治寇攘，知寇所在，精兵攻之，兵不血刃矣。故所著书，仿佛八阵遗意。古方，经也；新方，权也。经权互用，天下无难事矣。书既成，限于赀，未及流传而殁，遗草属诸外孙林君曰蔚。蔚载与南游，初见赏于方伯鲁公，捐赀付梓。板成北去，得其书者，视为肘后之珍，世罕见之。余生平颇好稽古，犹专意于养生家言，是书诚养生之秘笈也。惜其流传不广，出俸翻刻，公诸宇内。善读其书者，庶免庸医误人之咎，讳疾忌医者，毋因噎而废食也可。

时康熙五十年岁次辛卯孟春两广运使
瀛海贾棠题于羊城官舍之退思堂

# 序 二

　　我皇上御极五十年，惠政频施，仁风洋溢，民尽雍熙，物无夭札，故无借于《灵枢》《素问》之书，而后臻斯于寿域也。虽然，先文正公有言：不为良相，当为良医。乃知有圣君不可无良相，而良医之权又于良相等，医之一道，又岂可忽乎哉！自轩辕、岐伯而下，代有奇人，惟长沙张仲景为最著。厥后，或刘、或李、或朱，并能以良医名，然其得力处，不能不各循一己之见，犹儒者尊陆、尊朱，异同之论，纷纷莫一。

　　越人张景岳，盖医而良者也。天分既高，师古复细，是能融会百家，而贯通乎诸子者。名其书曰"全"，其自负亦可知矣。他不具论，观其逆数一篇，逆者得阳，顺者得阴，降以升为主，此开阴阳之秘，盖医而仙者也。世有以仙为医，而尚不得谓之良哉？而或者曰：医，生道也；兵，杀机也。医以阵名，毋乃不伦乎？不知元气盛而外邪不能攻，亦犹壁垒固而侵劫不能犯也。况兵之虚实成败，其机在于俄顷；而医之寒热攻补，其差不容于毫发。孰谓医与兵之不相通哉？若将不得人，是以兵与敌也；医不得人，

1

是以人试药也，此又景岳以"阵"名篇之微意也。

　　是书为谦庵鲁方伯任粤时所刻，纸贵五都，求者不易。转运使贾君，明于顺逆之道，精于升降之理，济世情殷，重登梨枣。余于庚寅孟冬，奉天子命，带星就道，未获观其告竣。阅两月，贾君以札见示，《景岳全书》重刻已成，命余作序。余虽不敏，然以先文正公良医良相之意广之，安知昔日之张君足为良医，而异日之贾君不为良相，以佐我皇上万寿无疆之历服耶？故为数语以弁卷首。

闽浙制使沈阳范时崇撰

# 序 三

　　天地之道，不过曰阴与阳，二气之相宣，而万物于以发育。人固一物耳，皆秉是气以生，赋以成形，不能无所疵疠，而况物情之相感，物欲之相攻，此疾疢之所由兴，往往至于夭札而莫之拯。有古圣人者起，为斯民忧，调健顺之所宜，酌刚柔之所济，分疏暑寒燥湿之治理，而著之为经，至今读《灵枢》《素问》诸篇，未尝不叹圣人之卫民生者远也。及览《汉史·方技传》，若仓公、扁鹊之流，多传其治疾之神奇而其方不著。洎仲景、立斋、丹溪、东垣辈出，多探其精微，勒为成书，以嬗后世及诸家踵接，各祖所传，同途异趋，且致抵牾，即有高识之士，览之茫无津涯，欲求其会归，卒未易得也。越人张景岳者，少负经世才，晚专于医，能决诸家之旨要，乃著集六十有四卷，以集斯道之大成。其甥林汝晖携之至岭外，为鲁谦庵方伯所赏识，始为之梓行，凡言医之家，莫不奉为法守。后其板浸失，贾青南都运复刊之，寻挟以北归，其行未广。余族子礼南客粤，以其才鸣于时，而尚义强仁，有古烈士之概。慨是书之不广暨也，毅然倡其同志诸君，醵金以授梓人，

1

锓板摹发。会余奉命典试，事竟，礼南从余游，出其书视余，请为弁首。余读其集分八阵，阵列诸科，科次以方，方征诸治，其义简，其法该，其功用正而神，是为百氏之正轨，而其究盈虚之理数，析顺逆之经权，则又与大《易》相参，而阴阳之道备是矣。学者苟得其体用，随宜而措施，则足以利济群黎，可无夭札之患。且今圣天子方臻仁寿，保合太和，至泽之涵濡，使天下咸登寿域。更得是书而广其术，行之四方，其于天地生物之心，圣人仁民之化，赞襄补益，厥用良多，而礼南诸君乐善之功，亦将与是集共传不朽。

癸巳科广东典试正主考翰林院编修查嗣瑮撰

# 全书纪略

　　先外祖张景岳公，名介宾，字会卿。先世居四川绵竹县，明初以军功世授绍兴卫指挥，卜室郡城会稽之东。生颖异，读书不屑章句，韬钤轩岐之学，尤所淹贯。壮岁游燕冀间，从戎幕府，出榆关，履碣石，经凤城，渡鸭绿，居数年无所就，亲益老，家益贫，翻然而归。功名壮志，消磨殆尽，尽弃所学而肆力于轩岐，探隐研神，医日进，名日彰，时人比之仲景、东垣云。苦志编辑《内经》，穷年缕析，汇成《类经》若干卷问世，世奉为金匮玉函者久矣。《全书》者，博采前人之精义，考验心得之玄微，以自成一家之书。首传忠录，统论阴阳六气、先贤可否，凡三卷；次脉神章，择诸家珍要精髓，以测病情，凡三卷；著伤寒为典，杂证为谟，妇人为规，小儿为则，痘疹为诠，外科为钤，凡四十一卷；采药味三百种，人参、附子、熟地、大黄为药中四维，更推参、地为良相，黄、附为良将，凡二卷；创药方，分八阵，曰补，曰和，曰寒，曰热，曰固，曰因，曰攻，曰散，名新方八阵，凡二卷；集古方，分八阵，名古方八阵，凡八卷；别辑妇人、小儿、痘疹、外科方，总皆出入古方八阵以神其用，凡四卷，共六十四卷，名《景

1

岳全书》。是书也，继往开来，功岂小补哉！以兵法部署方略者，古人用药如用兵也。或云：公生平善韬钤，不得遂其幼学壮行之志，而寓意于医，以发泄其五花八门之奇。余曰：此盖有天焉，特老其才，救世而接医统之精传，造物之意，夫岂其微欤？是编成于晚年，力不能梓，授先君，先君复授日蔚。余何人斯，而能继先人之遗志哉？岁庚辰，携走粤东，告方伯鲁公。公曰：此济世慈航也！天下之宝，当与天下共之。捐俸付剞劂，阅数月工竣。不肖得慰藉先人，以慰先外祖于九原，先外祖可不朽矣。

外孙林日蔚跋

# 目 录

# 经 义 一

痈疽篇：黄帝曰：血气已调，形气乃持。余已知血气之平与不平，未知痈疽之所从生，成败之时，死生之期有远近，何以度之？可得闻乎？岐伯曰：经脉流行不止，与天同度，与地合纪。故天宿失度，日月薄蚀；地经失纪，水道流溢，草萱不成，五谷不殖，径路不通，民不往来，巷聚邑居则别离异处。血气犹然，请言其故。夫血脉营卫，周流不休，上应星宿，下应经数。寒邪客于经络之中则血泣，血泣则不通，不通则卫气归之，不得复反，故痈肿。寒气化为热，热胜则腐肉，肉腐则为脓，脓不泻则烂筋，筋烂则伤骨，骨伤则髓消，不当骨空，不得泄泻，血枯空虚则筋骨肌肉不相荣，经脉败漏，熏于五脏，脏伤故死矣。黄帝曰：愿尽闻痈疽之形，与忌日名。岐伯曰：痈发于嗌中，名曰猛疽。猛疽不治，化为脓，脓不泻，塞咽，半日死。其化为脓者，泻则合豕膏，冷食，三日已。发于颈，名曰天疽。其痈大以赤黑，不急治，则热气下入渊腋，前伤任脉，内熏肝肺，熏肝肺十余日而死矣。阳气大发，消脑留项，名曰脑烁。其色不乐，项痛而如刺以针，烦心者死，不可治。发于肩及臑，名曰疵痈。其状赤黑，急治之，此令人汗出至足，不害五脏，痈发四五日，逞焫之。发于腋下赤坚者，名曰米疽。治之以砭石，欲细而长，疏砭之，涂以豕膏，六日已，勿裹之。其痈坚而不溃者，为马刀挟瘿，急治之。发于胸，名曰井疽，其状如大豆，三四日起，不早治，下入腹，不治，七日死矣。发于膺，名曰甘疽。色青，其状如谷实蒌蒌，常苦寒热，急治之，去其寒热，十岁死，死后出脓。发于胁，名曰败疵，败疵者，女子之病也，灸之，其病大痈脓，治之，其中乃有生肉，大如赤小豆，锉䔖翘草、根各一升，以水一斗六升，煮之竭，为取三升，则强饮，厚衣坐于釜上，令汗出至足，已。发于股胫，名曰股胫疽，其状不甚变，而痈脓搏骨，不急治，三十日死矣。发于尻，名曰锐疽，其赤坚大，急治之，不治，三十日死矣。发于股阴，名曰赤施，不急治，六十日死，在两股之内，不治，十日而当死。发于膝，名曰疵痈，其状大痈，色不变，寒热，如坚石勿石，石之者死，须其柔乃石之者生。诸痈疽之发于节而相应者，不可治也。发于阳者百日死，发于阴者三十日死。发于胫，名曰兔啮，其状赤至骨，急治之，不治害人也。发于内踝，名曰走缓，其状痈也，色不变，数石其输而止其寒热，不死。发于足上下，名曰四淫，其状大痈，急治之，百日死。发于足旁，名曰厉痈，其状不大，初如小指发，急治之，去其黑者，不消辄益，不治，百日死。发于足指，名脱痈，其状赤；黑，死不治；不赤黑，不死。不衰，急斩之，不则死矣。黄帝曰：夫子言痈疽，何以别之？岐伯曰：荣卫稽留于经脉之中则血泣而不行，不行则卫气从之而不通，壅遏而不得行，故热。大热不止，热胜则肉腐，腐则为脓。然不能陷，骨髓不为焦枯，五脏不为伤，故名曰痈。黄帝曰：何谓疽？岐伯曰：热气淳盛，下陷肌肤，筋髓枯，内连五脏，血气竭，当其痈下，筋骨良肉皆无余，故命曰疽。疽者，上之皮夭以坚，上如牛领之皮；痈者，其皮上薄以泽。此其候也。

玉版篇：黄帝曰：病之生时，有喜怒不测，饮食不节，阴气不足，阳气有余，营气不行，乃发为痈疽。阴阳不通，两热相搏，乃化为脓。小针能取之乎？岐伯曰：以小治小者其功小，以大治大者多害，故其已成脓血者，其唯砭石铍针之所取也。黄帝曰：多害者其不可全乎？岐伯曰：其在逆顺焉。以为伤者，其白眼青黑，眼小，是一逆也；纳药而呕者，是二逆也；腹痛渴甚，是三逆也；肩项中不便，是四逆也；音嘶色脱，是五逆也。除此五者为顺矣。

寒热病篇曰：五脏身有五部：伏兔一；腓二，腓者腨也；背三；五脏之腧四；项五。此五部有痈疽者死。凡刺之害，中而不去则精泄，不中而去则致气。精泄则病甚而恇，致气则生为痈疽也。

生气通天论曰：高粱之变，足生大丁，受如持虚，汗出见湿，乃生痤疿。劳汗当风，寒薄为皶，郁乃痤。营气不从，逆于肉理，乃生痈肿，陷脉为瘘。留连肉腠。因而饱食，筋脉横解，肠澼为痔。

阴阳别论曰：三阳为病，发寒热，下为痈肿。

脉度篇曰：六腑不和，则留结为痈。

异法方宜论曰：东方之域，其民食鱼而嗜咸，其病皆为痈疡，其治宜砭石。故砭石者，亦从东方来。

气穴论曰：肉之大会为谷，肉之小会为溪。肉分之间，溪谷之会，以行荣卫，以会大气。邪溢气壅，脉热肉败，荣卫不行，必将为脓。内消骨髓，外破大䐃，留于节凑，必将为败。积寒留舍，荣卫不居，卷肉缩筋，肋肘不得伸，内为骨痹，外为不仁，命曰不足，大寒留于溪谷也。

刺节真邪论曰：虚邪之中人也，洒淅动形，起毫毛而发腠理。其入深，内搏于骨，则为骨痹；搏于筋，则为筋挛；搏于脉中，则为血闭；不通，则为痈。虚邪之入于身也深，寒与热相搏，久留而内著，寒胜其热则骨疼内枯；热胜其寒则烂肉腐肌为脓，内伤骨，内伤骨为骨蚀。有所疾前筋，筋屈而不得伸，邪气居其间而不反，发为筋溜。有所结，气归之，卫气归之不得反，津液久留，合而为肠瘤。久者数岁乃成，以手按之柔。已有所结，气归之，津液留之，邪气中之，凝结日以易甚，连以聚居，为昔瘤。以手按之坚，有所结，深中骨，气因于骨，骨与气并，日以益大，则为骨疽。有所结，中于肉，宗气归之，邪留而不去，有热则化为脓，无热则为肉疽。凡此数气者，其发无常处，而有常名也。

病能论：黄帝问曰：人病胃脘痈者，诊当何如？岐伯对曰：诊此者，当候胃脉，其脉当沉细，沉细者气逆，逆者人迎甚盛，甚盛则热。人迎者，胃脉也。逆而盛则热聚于胃口而不行，故胃脘为痈也。帝曰：有病颈痈者，或石治之，或针灸治之而皆愈，其真安在？岐伯曰：此同名异等者也。夫痈气之息者，宜以针开除去之；夫气盛血聚者，宜石而泻之，此所谓同病异治也。

脉要精微论：帝曰：诸痈肿筋挛骨痛，此病安生？岐伯曰：此寒气之肿，八风之变也。帝曰：治之奈何？岐伯曰：此四时之病，以其胜治之愈也。

厥论曰：少阳厥逆，机关不利，机关不利者，腰不可以行，项不可以顾，发肠痈不可治，惊者死。

寒热篇帝曰：寒热瘰疬在于颈腋者，皆何气使然？岐伯曰：此皆鼠瘘寒热之毒气也，留于脉而不去者也。鼠瘘之本皆在于脏，其末上出于颈腋之间，其浮于脉中而未内著于肌肉，而外为脓血者，易去也。黄帝曰：去之奈何？岐伯曰：请从其本引其末，可使衰去而绝其寒热。宜按其道以予之，徐往徐来以去之，其小如麦者，一刺知，三刺而已。黄帝曰：决其死生奈何？岐伯曰：反其目视之，其中有赤脉上下贯瞳子，见一脉，一岁死；见一脉半，一岁半死；见二脉，二岁死；见二脉半，二岁半死；见三脉，三岁死，见赤脉不下贯瞳子，可治也。

通评虚实论曰：所谓少针石者，非痈疽之谓也，痈疽不得顷时回。

气交变大论曰：岁火太过，民病身热骨痛而为浸淫；岁金太过，民病两胁下少腹痛，目赤痛，眦疡，耳无所闻。岁木不及，复则炎暑流火，湿性燥，病寒热，疮疡，痱疹痈痤；岁金不及，复则寒雨暴至，民病口疮；岁水不及，民病寒疡流水。

五常政大论曰：委和之纪，其病肢废，痈肿疮疡；卑监之纪，其动疡痛，分溃痈肿；赫义之纪，其病笑，疟，疮疡；坚成之纪，其动暴折，疡注。少阳司天，火气下临，鼻窒疮疡；太阳司天，寒气下临，甚则胕肿，身后痈；少阴司天，热气下临，甚则疮疡。地有高下，气有温凉，高者气寒，下者气热。故适寒凉者胀之，温热者疮。下之则胀已，汗之则疮已。

# 脉　候 二

浮数之脉，应发热，其不发热而反恶寒者，若有痛处，疮疽之谓也。

洪大之脉，其主血实，积热疮肿，凡洪大者，疮疽之病进也。脓未成者，宜下之；脓溃之后，脉见洪大则难治。若兼自利，尤为凶候。

数脉主热，浮而数者为表热，沉而数者为里热。诸紧数之脉，应发热而反恶寒者，痈疽也。仲景曰：数脉不时见，则生恶疮也。又曰：肺脉数者，生疮也。凡诸疮，脉至洪数，其内必有脓也。

实脉主邪盛，邪气盛则实也。疮疽得此，可下之；若久病虚人，则最忌之，以正不胜邪也。

滑脉多阳，或为热，或为虚。疮疽得此，脓未成者可内消，脓已溃者宜托里。所谓始为热，终为虚也。

散脉为血虚，有表无里也。凡疮毒脓溃之后，脉见洪滑粗散而烦痛不除者难治，以其正气虚、邪气实也。又曰：肢体沉重，肺脉大则毙，谓其浮散无根也。

长脉主阳气充实。伤寒得之，将欲汗解也。长而缓者，胃脉也，百病得之皆愈。故曰长则气治也。

疮脉主阴虚、血虚，脓溃后得之为宜，以脉病相应也。

弦脉主肝邪。《疮疽论》曰：弦洪相搏，内寒外热，欲发疮疽也。

紧脉主切痛积癖，凡疮疽得此，则气血留滞，邪结不散，多为痛也。

短脉主虚。经曰：短则气病，以其乏胃气也。疮疡脉短，真气虚也。诸病见之，皆为难治，尤不可攻也。

涩脉主血虚气涩。疮疡溃后，得之无妨。

沉脉为阴。疮疡得之，邪气深也。

迟脉主阳气不足，疮疡得之，溃后自愈。

缓脉无邪，长而缓者，百病皆宜。疮疡得此则易愈，以其有胃气也。

弱脉主气血俱虚，形精不足。大抵疮家之脉，凡沉迟濡弱者，皆宜托里。

微脉主虚。真气复则生，邪气胜则死。疮疡溃后，微而和者，将愈也。

细脉主阳衰。疮肿脉细而沉者，里虚而欲变证也。

虚脉空而无力，脉虚则血虚，血虚生寒，阳气不足也。疮疡得之，只宜托里，养血补气也。

软脉少神，元气弱也。凡疮疡之脉，但见虚迟软弱者，悉宜补虚、排脓、托里。

牢脉坚强，阴之亏也。凡瘰疬结肿之类，诊得牢脉者，皆不可内消也。

结促之脉，凡阴衰则促，阳衰则结。大抵结促之脉，由气血俱虚而断续者居多，疮疡得之，多宜托里。然有素禀结促者，又当以有力无力辨其虚实。实者可下，虚者不可不补。

上痈疽脉二十二种，大都微弱虚细迟缓短涩者，必气血皆虚，形精不足，俱当用补用托，不可妄攻，无待言也。即如浮滑弦洪结促等脉，此中最有疑似，亦不得以全实论治，必须详审形证，或攻或补，庶无误也。

齐氏曰：疮疡之证，若不诊候，何以知阴阳勇怯，血气聚散？又曰：脉洪大而数者，实也；细微而数者，虚也。

河间曰：脉沉实者，其邪在脏。浮大者，其邪在表。

立斋曰：痈疽未溃而脉先弱者，何以收敛？

# 论　证 三

凡疮疡之患，所因虽多，其要惟"内外"二字，证候虽多，其要惟"阴阳"二字。知此四者，则尽之矣。然内有由脏者，有由腑者；外有在皮肤者，有在筋骨者，此又其浅深之辨也。至其为病，则无非血气壅滞，营卫稽留之所致。盖凡以郁怒忧思，或淫欲丹毒之逆者，其逆在肝脾肺肾，此出于脏而为内病之最甚者也。凡以饮食厚味、醇酒炙煿之壅者，其壅在胃，此出于腑而为内病之稍久者也。又如以六气之外袭，寒暑之不调，侵人经络，伤人营卫，则凡寒滞之毒其来徐，来徐者，其入深，多犯于筋骨之间，此表病之深者也；风热之毒其来暴，来暴者，其入浅，多犯于皮肉之间，此表病之浅者也。何也？盖在脏在骨者多阴毒，阴毒其甚也；在腑在肤者多阳毒，阳毒其浅也。所以凡察疮疡者，当识痈疽之辨。痈者，热壅于外，阳毒之气也。其肿高，其色赤，其痛甚，其皮薄而泽，其脓易化，其口易敛，其来速者其愈亦速，此与脏腑无涉，故易治而易愈也。疽者，结陷于内，阴毒之气也。其肿不高，其痛不甚，其色沉黑，或如牛领之皮，其来不骤，其愈最难，或全不知痛痒，其有疮毒未形而精神先困，七恶叠见者，此其毒将发而内先败，大危之候也。知此阴阳内外，则痈疡之概可类见矣。然此以外见者言之，但痈疡之发，原无定所，或在经络，或在脏腑，无不有阴阳之辨。若元气强则正胜邪，正胜邪则毒在腑，在腑者便是阳毒，故易发易收而易治；元气弱则邪胜正，邪胜正则毒在脏，在脏者便是阴毒，故难起难收而难治。此之难易，全在虚实，实者易而虚者难也，速者易而迟者难也。所以凡察痈疽者，当先察元气以辨吉凶，故无论肿疡溃疡，但觉元气不足，必当先虑其何以收局，而不得不预为之地，万勿见病治病，且顾目前，则鲜不致害也。其有元气本亏而邪盛不能容补者，是必败逆之证。其有邪毒炽盛而脉症俱实者，但当直攻其毒，则不得误补助邪，所当详辨也。

华元化曰：痈疽疮肿之作，皆五脏六腑蓄毒不流，非独因营卫闭塞而发也。其行也有处，其主也有归，假令发于喉舌者心之毒，发于皮毛者肺之毒，发于肌肉者脾之毒，发于骨髓者肾之毒，发于筋膜者肝之毒，发于下者阴中之毒，发于上者阳中之毒，发于外者六腑之毒，发于内者五脏之毒。故内曰坏，外曰溃，上曰从，下曰逆。发于上者得之速，发于下者得之缓。感于六腑则易治，感于五脏则难瘳。又近骨者多冷，近肤者多热。近骨者久不愈，则化成血虫；近肤者久不愈，则传气成漏。成虫则多痒少痛，或先痒后痛；或漏则多痛少痒，或不痒不痛。内虚外实者多痛少痒，血不止则多死，溃脓则多生。证候多端，要当详治。

伍氏云：痈疽之疾有二十余证：曰熛发、瘤发、石发、岩发、蜂窠发、莲子发、椒眼发、连珠发、竟体发、肠痈内发、脑背发、眉发、腮颔发、肺痈瓜瓠发。大率随病浅深，内外施治，不可迟缓。初发如伤寒，脉浮而紧，是其候也。

又曰：五脏六腑腧穴皆在背，凡患疮证有伤脏膜者，多致不救。腑气浮行于表，故痈肿浮高为易治；脏血沉寒主里，故疽肿内陷为难治。

又曰：疖者，节也；痈者，壅也；疽者，沮也。一寸至二寸为疖，三寸至五寸为痈，一尺为疽，一尺至二尺为竟体疽。若脉洪数者难治，脉微涩者易治。初觉宜清热拔毒，已溃则排脓止痛，脓尽则长肌敷痂，当酌轻重顺逆而审治之。

马益卿《痈疽论》曰：人有四肢五脏。一觉一寐，呼吸吐纳，精气往来，流而为营卫，畅而为气色，发而为声音，阳用其形，阴用其精，此人之常数所同也。至其失也，蒸则生热，否则生寒，结则为瘤赘，陷则为痈疽，凝则为疮癣，愤则结瘿，怒则结疽。又五脏不和则九窍不通，六气不和则留结为痈，皆经络涩滞，气血不流，风毒乘之而致然也。

薛立斋曰：疮疡之作，皆由膏粱厚味，醇酒炙煿，房劳过度，七情郁火，阴虚阳凑，精虚气节，命门火衰不能生土，营卫虚弱，外邪所袭，气血受伤而为患，当审其经络受证、标本缓急以治之。

陈良甫曰：外如麻，里如瓜。又曰：外小如钱，内可容拳。

# 善恶逆顺 四

痈疽证有五善七恶，不可不辨：凡饮食如常，动息自宁，一善也；便利调匀，或微见干涩，二善也；脓溃肿消，水浆不臭，内外相应，三善也；神彩精明，语声清亮，肌肉好恶分明，四善也；体气和平，病药相应，五善也。七恶者，烦躁时嗽，腹痛渴甚，眼角向鼻，泻利无度，小便如淋，一恶也；气息绵绵，脉病相反，脓血既泄，肿焮尤甚，脓色臭败，痛不可近，二恶也；目视不正，黑睛紧小，白睛青赤，瞳子上视，睛明内陷，三恶也；喘粗短气，恍惚嗜卧，面青唇黑，便污，未溃肉黑而陷，四恶也；肩背不便，四肢沉重，已溃青黑，筋腐骨黑，五恶也；不能下食，服药而呕，食不知味，发痰呕吐，气噎痞塞，身冷自汗，耳聋惊悸，语言颠倒，六恶也；声嘶色败，唇鼻青赤，面目四肢浮肿，七恶也。五善者病在腑，在腑者轻；七恶者病在脏，在脏者危也。

齐氏曰：病有证合七恶，皮急紧而如善者；病有证合五善，而皮缓虚如恶者。夫如是，岂浅识之所知哉？然五善并至，则善无加矣；七恶并至，则恶之极矣。凡五善之中，乍见一二善证，疮可治也；七恶之内，忽见一二恶证，宜深惧之。大抵疮疽之发，虚中见恶证者不可救，实证无恶候者自愈。又凡脓溃之后而烦疼不除，诊其脉洪数粗散者难痊，微涩迟缓者易愈，此善恶之证于诊候中亦可知也。若发背脑疽及诸恶疮，别有五逆之证者，白睛青黑而眼小，服药而呕，伤痛渴甚，膊项中不便，音嘶色败者，是为五逆。其余热渴利呕，盖毒气入里，脏腑之伤也，可随证以治之。出《外科精义》，元·齐德之著。

陈氏曰：病有甚而致生，有微而致死。病证难辨死生，何从决乎？答曰：发背溃透内膜者死，未溃内陷，面赤唇黑便污者死。烦闷者不治，溃喉者不治，阴患入腹者不治，入囊者不治，鬓深寸许者不治。颐后一寸三分名锐毒，亦不治。无此者生，流注虽多，疗之必愈。出《外科精要》，宋·陈自明著。

《发挥》曰：大抵发背、脑疽、脱疽，肿痛色赤者，乃水衰火旺之色，多可治；若黑若紫，则火极似水之象，乃其肾水已竭，精气枯涸也，决不治。又骨髓不枯，脏腑不败者可治。若老弱患此，疮头不起，或肿硬色夭，坚如牛领之皮，脉更涩，此精气已绝矣，不可治，或不待溃而死。有溃后气血不能培养者亦死。

立斋曰：疮疡之证有五善七恶，善者勿药自愈，恶者乃五脏亏损之证，多因元气虚弱，或因脓水出多，气血亏损；或因汗下失宜，营卫消铄；或因寒凉克伐，血气不足；或因峻厉之治，胃气受伤，以致真气虚而邪气实，外似有余而内实不足。法当纯补胃气，多有可生，不可因其证恶，遂弃而不治。若大渴发热，或泄泻淋闭者，邪火内淫，一恶也，竹叶黄芪汤，血气俱虚，八珍汤加黄芪、麦冬、五味、山茱萸，如不应，佐以加减八味丸煎服；脓血既泄，肿痛尤甚，脓色败臭者，胃气虚而火盛，二恶也，人参黄芪汤，如不应，用十全大补汤加麦冬、五味；目视不正，黑睛紧小，白睛青赤，瞳子上视者，肝肾阴虚而目系急，三恶也，六味丸料。如或阴中有火，加炒山栀、麦冬、五味，如不应，用八珍汤加炒山栀、麦冬、五味；喘粗短气，恍惚嗜卧者，脾肺虚火，四恶也，六君加大枣、生姜。如不应，用补中益气汤加麦冬、五味。心火刑克肺金，人参平肺散。阴火伤肺，六味丸加五味子煎服；肩背不便，四肢沉重者，脾肾亏损，五恶也，补中益气汤加熟地、山药、山茱萸、五味。如不应，用十全大补汤加山茱萸、山药、五味；不能下食，服药而呕，食不知味者，胃气虚弱，六恶也，六君子汤加木香、砂仁。如不应，急加附子；声嘶色败，唇鼻青赤，面目四肢浮肿者，脾肺俱虚，七恶也，补中益气汤加大枣、生姜。如不应，用六君子汤加炮姜。更不应，急加附子，或用十全大补汤加附子、炮姜；腹痛泄泻，咳逆昏愦者，阳气虚，寒气内淫之恶证也，急用托里温中汤，后用六君子汤加附子，或加姜、桂温补。此七恶之治法也。此外更有溃后发热恶寒作渴，或怔忡惊悸，寤寐不宁，牙关紧急，或头目赤痛，自汗盗汗，寒战咬牙，手撒身热，脉洪大，按之如无，或身热恶衣，欲投于水，其脉浮大，按之微细，衣厚仍寒，此血气虚极，传变之恶证也。若手足逆冷，肚腹疼痛，泄利肠鸣，饮食不入，吃逆呕吐，此阳气虚，寒气所乘之恶证也。若有汗而不恶寒，或无汗而恶寒，口噤足冷，腰背反张，颈项强劲，此血气虚极变痉之恶证也。俱急用参、芪、归、术、熟地、附、桂之属救之，间有可生者。宋时齐院令虽尝纂其状而未具其因，皇明陶节庵虽各立一方亦简而未悉，余故补其缺云。

又曰：前证善者，乃五脏未伤，病微邪浅，使能慎起居、节饮食，则勿药自愈；恶者，乃五脏亏损之证，前哲虽云不治，若能补其脾胃，固其根本，多有可生者，岂可以其恶而遂弃之耶？

# 虚　实 五

齐氏曰：疮疽之证，有脏腑、气血、上下、真邪、虚实不同也，不可不辨。如肿起坚硬脓稠者，疮疽之实也；肿下软慢脓稀者，疮疽之虚也。大便硬，小便涩，饮食如故，肠满膨胀，胸膈痞闷，肢节疼痛，口苦咽干，烦躁多渴，身热脉大，精神闷塞者，悉脏腑之实也；泻利肠鸣，饮食不入，呕吐无时，手足厥冷，脉弱皮寒，小便自利，或小便短少，大便滑利，声音不振，精神困倦，悉脏腑之虚也。凡疮疽肿起色赤，寒热疼痛，皮肤壮热，脓水稠黏，头目昏重者，血气之实也；凡脓水清稀，疮口不合，聚肿不赤，不堪热痛，肌寒肉冷，自汗色夭者，气血之虚也。头痛鼻塞，目赤心惊，咽喉不利，口舌生疮，烦渴饮冷，睡语咬牙者，上实也；精滑不禁，大便自利，腰脚沉重，睡卧不宁者，下虚也。肿焮尤甚，痛不可近，寒热往来，大便秘涩，小便如淋，心神烦闷，恍惚不宁者，邪气之实也；肩项不便，四肢沉重，目视不正，睛不了了，食不知味，音嘶色败，四肢浮肿，多日不溃者，真气之虚也。又曰：邪气胜则实，真气夺则虚，又曰：诸痛为实，诸痒为虚也。又曰：诊其脉洪大而数者，实也；细微而软者，虚也。虚则补之，和其气以托里也；实则泻之，疏利而导其滞也。《内经》曰：血实则决之，气虚则掣引之。又曰：形伤痛，气伤肿。先肿而后痛者，形伤气也；先痛而后肿者，气伤形也。

《精要》曰：凡疮疽肿高痛甚，烦渴饮冷，此病气元气俱有余，宜用清热消毒散、仙方活命饮为主；若肿高痛甚，口干饮热，此病气有余，元气不足，宜用托里消毒散为主；若漫肿微痛，食少体倦，此病气元气俱不足，宜用六君、补中二汤壮其脾胃，则未成者消，已成者溃，已溃者敛矣。

《心法》曰：凡疮口不合，脓水清稀，气血俱虚也；饮食少而难化，脾胃虚寒也；肌体瘦弱，面色萎黄，胆气不行也，非参、芪、归、术之类不能补，非附子不能助其功。今饮食进少且难消化，属脾胃虚寒。盖脾胃属土，乃命门火虚不能生土而然，不宜直补脾胃，当服八味丸补火以生土也。

立斋曰：疮疡之作，当审其标本虚实、邪正缓急而治之。若病急而元气实者，先治其标；病缓而元气虚者，先治其本；或病急而元气又虚者，必先于治本而兼以治标。大要肿高焮痛，脓水稠黏者，元气未损也，治之则易；漫肿微痛，脓水清稀者，元气虚弱也，治之则难；不肿不痛，或漫肿黯黑不溃者，元气虚甚，治之尤难也。主治之法，若肿高焮痛者，先用仙方活命饮解之，后用托里消毒散；漫肿微痛者，用托里散，如不应，加姜桂；若脓出而反痛者，气血虚也，八珍汤；不作脓，不腐溃，阳气虚也，四君加归芪肉桂；不生肌，不收敛，脾气虚也，四君加地黄、木香；恶寒憎寒，阳气虚也，十全大补加姜附；晡热内热，阴血虚也，四物加参术；欲呕作呕，胃气虚也，六君加炮姜；自汗盗汗，五脏虚也，六味丸料加五味子；食少体倦，脾气虚也，补中益气加茯苓、半夏；喘促咳嗽，脾肺虚也，前汤加麦门、五味；欲呕少食，脾胃虚也，人参理中汤；腹痛泄泻，脾胃虚寒也，附子理中汤；小腹痞，足胫肿，脾肾虚也，十全大补汤加山茱、山药、肉桂；泄泻足冷，脾肾虚寒也，前药加桂附；热渴淋秘，肾虚阴火也，加减八味丸；喘嗽淋秘，肺肾虚火也，补中益气汤、加减八味丸。

又曰：大凡虚怯之人，不必分其肿溃，惟当先补胃气。或疑参芪满中，间有用者，又加发散败毒，所补不偿所损；又有泥于气质素实或有痰，不服补剂者，多致有误。殊不知疮疡之作，缘阴阳亏损，其脓既泄，则气血愈虚，岂有不宜补者哉！故丹溪曰：但见肿痛，参之脉证虚弱，便与滋补，气血无亏，可保终吉。旨哉斯言。

又曰：气无补法。俗论也，以其为病痞满壅塞，似难于补，不知正气虚而不能运行，则邪气滞而为病。经云：壮者气行则愈，怯者弱者则著而为病，苟不用补，气何由而行乎？

# 浅深辨 六

齐氏《精义》曰：疮候多端，欲辨浅深，直须得法。简而论之，则疮疽概举有三：肿高而软者，发于血脉；肿下而坚者，发于筋骨；皮肉之色不变者，发于骨髓。又曰：凡疗疮疽，以手按摇，疮肿根牢而大者，深也；根小而浮者，浅也。又验其人，初生疮之时，便觉壮热恶寒，拘急头痛，精神不宁，烦躁饮冷者，其疮疽必深也；若人虽患疮疽，而起居平和，饮食如故者，其疮浮浅也。恶疮初生，其头如米粟，微似有痛痒，误触破之，即焮展觉有深意，速服犀角升麻汤及漏芦汤通气等药，取通利疏畅，兼用浴毒汤溻渍之类。若浮浅者，贴膏纤求差。以此推之，则深浅之辨，始终之次也。又曰：憎寒壮热，所患必深，肉色不变，发于内也。

曾氏曰：凡痈疽，其脉浮数洪紧，肿焮作痛，身热烦渴，饮食如常，此六腑不和，毒发于外而为痈，其势虽急，投以凉剂，多保全生。其脉沉细伏紧，初发甚微，或无疮头，身不热而内躁，体重烦疼，情绪不乐，胸膈痞闷，饮食无味，此五脏不和，毒蓄于内而为疽，急投五香连翘汤，或神仙截法、蜡矾丸、制甘草汤，防托毒气，免致变证内攻，尤宜当头隔蒜灸。若涂毒药迷其腠理，投凉药虚其真气，故善恶之证，在乎医之工拙耳。或气噎痞塞咳逆，身冷自汗，目瞪耳聋，恍惚惊悸，语言颠倒，皆深恶证也。五善见三则瘥，七恶见四则危；五善并至则善无以加，七恶并臻则恶之极矣。

李氏曰：疽初发一粒如麻豆，发热肿高，热痛色赤，此为外发，势虽炽盛，治得其法，可保其生。若初时不发热，体倦怠，患处如故，数日不肿痛，内脏已坏，虽有卢扁之药，亦未如之何矣。

立斋曰：前证有因元气虚而不能发出者，有因敷贴寒药而不发出者，有因攻伐过伤气血而不能发出者，有因热毒内蕴而失疏托者，审而治之，多有生者。

## 总论治法 七

疮疡之治，有宜泻者，有宜补者，有宜发散者，有宜调营解毒者，因证用药，各有所主。经曰：形气有余，病气有余，当泻不当补；形气不足，病气不足，当补不当泻。此其大纲也。故凡察病之法，若其脉见滑实洪数，而焮肿痛甚，烦热痞结，内外俱壅者，方是大实之证，此其毒在脏腑，非用硝黄猛峻等剂荡而逐之，则毒终不解，故不得不下。然非有真实真滞者，不可下，此下之不可轻用也。其有脉见微细，血气素弱，或肿而不溃，溃而不敛，或饮食不加，精神疲倦，或呕吐泄泻，手足常冷，脓水清稀，是皆大虚之候，此当全用温补，固无疑矣。然不独此也，即凡见脉无洪数，外无烦热，内无壅滞而毒有可虑者，此虽非大虚之证，然察其但无实邪，便当托里养营，预顾元气。何也？盖恐困苦日久，或脓溃之后，不待损而自虚矣。及其危败，临期能及哉？故丹溪云：痈疽因积毒在脏腑，宜先助胃壮气，以固其本。夫然，则气血凝结者自散，脓瘀已成者自溃，肌肉欲死者自生，肌肉已死者自腐，肌肉已溃者自敛。若独攻其疮，则脾胃一虚，七恶蜂起，其不死者幸矣，即此谓也。其有脉见紧数，发热憎寒，或头痛，或身痛，或四肢拘急无汗，是必时气之不正，外闭皮毛，风热壅盛而为痈肿，此表邪之宜散者也。如无表证，则不宜妄用发散，以致亡阳损卫。故仲景曰：疮家不可汗。此之谓也。其有营卫失调，气血留滞而偶生痈肿，但元气无损，饮食如常，脉无凶候，证无七恶，此其在腑不在脏，在表不在里，有热者清其热，有毒者解其毒，有滞者行其气，所当调营和卫而从平治者也。大都疮疡一证，得阳证而病气形气俱有余者轻，得阴证而形气病气俱不足者重。若正气不足而邪毒有余，补之不可，攻之又不可者危。若毒虽尽去而脾肾已败，血气难复者，总皆不治之证。故临证者，当详察虚实，审邪正，辨表里，明权衡，倘举措略乖，必遗人大害。斯任非轻，不可苟也。

王海藏《元戎》曰：若人气血壅盛，营卫充满，抑遏不行，腐化而为痈者，当泄之，以夺其盛热之气。若人饮食少思，精神衰弱，营卫短涩，寒搏而为痈者，当补之，以接其虚怯之气。丹溪亦曰：肿疡内外皆虚，宜以补接行散为主。

东垣曰：疮疽之发，其受之有内外之别，治之有寒热之异。受之外者，法当托里，以温剂，反用寒药，则使皮毛始受之邪，引入骨髓。受之内者，法当疏利，以寒剂，反用温药托里，则使骨髓之病上彻皮毛，表里通溃，共为一疮，助邪为毒，苦楚百倍，轻则危殆，重则死矣。《病机机要》云：内之外者，其脉沉实，发热烦躁，外无焮赤，痛深于内，其邪气深，故宜疏通脏腑以绝其源；外之内者，其脉浮数，焮肿在外，形证外显，恐邪气极而内行，故先宜托里也。内外之中者，外无焮恶之气，内亦脏腑宣通，知其在经，当和营卫也。用此三法之后，虽未即瘥，必无变证，亦可使邪气峻减而易愈。故治疮大要，须明此托里、疏通、和营卫之三法。

陈良甫曰：诸痛痒疮疡，皆属心火。前辈云：痈疽多生于丹石房劳之人，凡人年四十以上，宜先用内托散，次用五香连翘汤，更以骑竹马法，或隔蒜并明灸足三里以发泄其毒。盖邪之所凑，其气必虚，留而不去，其病乃实。故痈疽未溃，则一毫热药断不可用；痈疽已溃，脏腑既亏，一毫冷药亦不可用。犹忌敷贴之药，闭其毫孔。若热渴便闭，脉沉实洪数者，宜用大黄等药以泄其毒，后以国老膏、万金散、黄矾丸、远志酒之类，选而用之。

立斋曰：按前证若热毒蕴于内，大便秘结，元气无亏者，宜用大黄等药泄其热毒。若阴虚阳凑，精气怯，脾胃虚弱者，宜用甘温之剂培其本源。若疮不焮肿，不作脓者，虽其未溃，仍须温补；若疮已溃而肿不退，痛不止者，仍宜清凉之剂治之。若病急而元气实者，先治其标；病缓而元气虚者，先治其本；或病急而元气更虚者，必先治本而兼以治标。大抵肿高焮痛，脓水稠黏者，元气未损也，治之则易；漫肿微痛，脓水清稀者，元气虚弱也，治之则难；不肿不痛，或漫肿色黯不溃者，发于阴也，元气虚甚，理所不治。若肿高焮痛者，先用仙方活命饮，后用托里消毒散；漫肿微痛者，宜托里散，如不应，加姜、桂。若脓出而反痛，气血虚也，八珍汤；不作脓，不腐溃，阳气虚也，四君加归、芪、肉桂；不生肌，不收敛，脾气虚也，十全大补加姜、桂；晡热内热，阴血虚也，四物加参、术；欲呕作呕，胃气虚也，六君加炮姜；自汗盗汗，五脏虚也，六味丸加五味子；食少体倦，脾气虚也，补中益气加茯苓、半夏；喘促咳嗽，脾肺虚也，前汤加麦门、五味；欲呕少食，脾胃虚也，人参理中汤；腹痛泄泻，脾胃虚寒也，附子理中汤；小腹痞，足胫肿，脾肾虚弱也，十全大补加山茱、山药、肉桂；泄泻足冷，脾肾虚寒也，前药加桂附；热渴淋闭，肾虚阴火也，加减八味丸；喘嗽淋闭，肺肾虚火也，补中益气汤、加减八味丸。凡此变证，皆因元气亏损、失于预补所致。又曰：凡疮疡用药，当审其经络受证、标本虚实以治之，不可泥于热毒内攻，专用寒凉克伐之剂，亏损脾胃气血，多致有误。且以虚弱之人，用峻利之药，则药力未到，胃气先伤，虚虚之祸，有所不免。故凡元气不足者，即治其初患，更当内用参、芪、归、术，温补脾胃，外用桑枝、葱熨，接补阳气，使自消散。又曰：凡痈疽肿痛初生，便觉脉沉细而烦闷，脏腑弱而皮寒，邪毒猛暴，恍惚不宁，外证深沉者，亦当即用托里散及温热之剂，以从治之。又曰：前证若发热烦渴，大便秘结者，由邪蓄于内，宜内疏黄连汤以泄内毒。若头痛拘急，发热恶寒者，由邪客于外，宜人参败毒散以散表邪。若肿痛焮赤，发热作渴，此毒气凝于肉里，宜仙方活命饮解散其毒。若食少体倦，发热恶寒，此中气虚弱，宜六君子汤以补脾胃。又曰：大抵证有本末，治有权宜。治其主则末病自退，用其权则不拘于时，泥于守常，必致病势危甚，况杂用攻剂动损各经乎？罗谦甫云：守常者，众人之见；知变者，智者之事。知常而不知变，因细事而取败者多矣。

凡痈疽实证不可温补，虚证不可凉泻，此大法也。观前条陈良甫曰：凡疮疡未溃，一毫热药断不可用；痈疽已溃，脏腑已亏，一毫冷药亦不可用。又，立斋云：若肿焮痛甚，烦躁脉大，寒热往来，大便秘结，小便涩痛，心神愦闷，皆邪热之证。凡辛热之剂不但肿疡不可用，虽溃疡亦不可用也。此固然矣。然二公已道其半，犹未尽也。余读之曰：凡痈疽阴盛阳衰者，但见体虚脉弱、阳气无权等证，则凡苦寒之剂，非惟溃疡不可用，即肿疡亦不可用也。又若阴邪凝结之毒，非用温热，何以运行？而陈氏谓肿疡不可用热药，恐不可以概言也。

# 败　毒　八

《外科枢要》曰：疮疡之证，当察经之传受，病之表里，人之虚实而攻补之。假如肿痛热渴，大便秘结者，邪在内也，疏通之；焮肿作痛，寒热头疼者，邪在表也，发散之；焮肿痛甚者，邪在经络也，和解之；微肿微痛而不作脓者，气血虚也，补托之；漫肿不痛，或不作脓，或脓成不溃者，气血虚甚也，峻补之；色黯而微肿微痛，或脓成不出，或腐肉不溃，阳气虚寒也，温补之。若泥其未溃而概用败毒，复损脾胃，不惟肿者不能成脓，而溃者亦难收敛，七恶之证蜂起，多致不救。马益卿曰：肿疡内外皆壅，宜以托里表散为主，如欲用大黄，宁无孟浪之非；溃疡内外皆虚，宜以托里补接为主，如欲用香散，未免虚虚之失，治者审之。

# 托 里 九

齐德之曰：凡疮疽、丹肿、结核、瘰疬，初觉有之，即用内消之法。经久不除，血气渐衰，肌寒肉冷，脓汁清稀，毒气不出，疮口不合，聚肿不赤，结核无脓，外证不明者，并宜托里，脓未成者，使脓早成，脓已溃者，使新肉早生。血气虚者，托里补之，阴阳不和，托里调之。大抵托里之法，使疮无变坏之证。凡为疮医，不可一日无托里之药。然而寒热温凉，烦渴利呕，临证宜审其缓急耳。

马益卿曰：痈疽因积毒在脏腑，当先助胃壮气，使根本坚固，次以行经活血药为佐，参以经络时令，务使毒气外泄。治之早者，可以内消。此托里之旨也。

立斋曰：大凡疮疡之作，由胃气不从；疮疡之溃，由胃气腐化；疮疡之敛，由胃气营养。余尝治初结未成脓者，托而散之；已成欲作脓者，托而腐之；脓成未溃者，托而开之；脓已溃者，托而敛之。东垣云：脾为仓廪之官，胃为水谷之海，主养四旁，以生血气，故胃气乃生发之源，为人身之本。厥有旨哉。

# 论汗下 +

仲景治伤寒，有汗、吐、下三法；东垣治疮疡，有疏通、托里、和营卫之三法。用之得宜，厥疾瘳矣。假如疮疡肿硬木闷，烦热便秘，脉沉而实，其邪在内，当先疏其内以下之；掀肿作痛，便利调和，脉浮而洪，其邪在表，当先托其里以汗之。仲景曰：疮家虽身体疼痛，不可发汗，汗之则发痉。苟不详审而妄为汗下，以致血气亏损，毒反延陷，少壮者难以溃敛，老弱者多致不救。见《外科枢要》。

罗谦甫云：丁巳岁冬月，余从军曹州，有牛经历者，病头目赤肿，耳前后尤甚，疼痛不可忍，发热恶寒，牙关紧急，涕唾稠粘，饮食难下，不得安卧。一疡医于肿上砭刺四五百针，肿亦不减，其痛益甚，莫知所由。余往诊视，其脉浮紧，按之洪缓。此证乃寒覆皮毛，郁遏经络，热不得散，聚而为肿。经云：天寒则地冻水冰，人气在身中，皮肤致密，腠理闭，汗不出，气血强，肉坚涩。当是之时，善行水者，不能往冰；善穿地者，不能凿冻；善用针者，亦不能取四厥。必待天温冻解，而后水可行，地可穿，人脉亦犹是也。又云：冬月闭藏，用药多而少针石也，宜以苦温之剂温经散寒，其病自已。所谓寒致腠理，以苦发之，以辛散之也。遂用托里温经汤，依方饵之，以薄衣覆其首，以厚被覆其身，卧于暖处，使经血温，腠理开，寒气散，阳气升，大汗出后，肿减八九，再服则去麻黄、防风，加连翘、鼠黏子，肿痛悉愈。经言汗之则疮已，信哉斯言！或云仲景言疮家虽身痛不可发汗，其理何也？余曰：此说乃营气不从，逆于肉理，而生疮肿，作身疼痛，非外感寒邪之病，故戒之以不可发汗，汗之则成痉也。又问：仲景言鼻衄者不可发汗，复言脉浮紧者，当以麻黄汤发之，衄血自止。所说不同，其故何也？余曰：此正与疮家概同。夫人身血之与汗，异名而同类。夺汗者无血，夺血者无汗。今衄血妄行，为热所逼，更发其汗，是反助热邪，重竭津液，必变凶证，故不可汗。若脉浮则在表，脉紧则在寒。寒邪郁遏，阳不得伸，热伏营中，迫血妄行，上出于鼻，故当用麻黄汤散其寒邪，使阳气得舒，其血自止，又何疑焉？或者叹曰：知其要者，一言而终；不知其要，流散无穷。洁古之学，可谓知其要者矣。

东垣云：疮疡有因风热外郁，其人多怒，其色赤，其肿高，结硬而痛，其脉洪紧而弦，是邪客于血脉之上、皮肤之间，故发其汗而通其营卫，则邪气去矣。又曰：疮疡诸病，凡面赤者，虽伏大热，禁不得攻里，攻里则下利。此以阳邪怫郁在经，宜发表以去之，故曰：火郁则发之。虽大便数日不见，宜多攻其表，以发散阳气，少加润燥之药以润之，如见风脉风证，只宜用风药发表，风邪解则大便自通也。若只干燥闭涩，只宜润之，切不可下也。但疮疡郁冒，欲呼昏迷是也，宜汗之则愈。

初虞世云：凡痈疽始作，须以大黄等药亟转利之，勿以困苦为念。与其溃烂而死，不若利之而死，况有生道哉！古人立法，率用五香，连翘、漏芦等药，贫乏者单煮大黄汤以利之。至于脓溃，乃服黄芪等药以排脓，《千金》《外台》备矣。世以疮发于外不行转利而死者多矣。立斋曰：按前证，若肿高焮痛，脏腑闭结，属内外俱实者，当用前药泻之；若漫肿微痛，脏腑不实，属内外俱虚者，当用内托补之。若患肿无头，肉色不变，当助胃壮气，令其内消。若疼痛不止，焮肿不消，当用人参黄芪汤以托里排脓。若饮食少思，肌肉不生，当用参芪托里散以补养脾胃。

立斋曰：王德之患发背，脉浮数，按之则涩，大便五六日不行，腹不加胀。余曰：邪在表不在里，但因气血虚，饮食少，故大便不行，非热结也，宜生气血为主。彼不信，以为积毒在内，仍用大黄，遂连泻不止，更加发热呃逆，饮食不进而死。其子曰：泻亦能为害乎？余曰：服利药而利不止者死。不当泻而强泻，令人洞疡不禁者死。下多亡阴者死。曰：疮疡乃积毒在脏，若不驱逐，何以得解？余曰：疮疡虽积毒在脏腑，治法先当助胃气，使根本坚固，参以行经活血时宜之药，非宜妄用大黄也。今其病在表，而反以峻利之剂重夺其阴，其可乎哉？故曰：表病里和而反下之，则中气虚，表邪乘虚而入，由是变证百出。虽云脉浮数者邪在表，当用托里复煎散，然其间黄芩、苍术亦不敢妄用；脉沉实者邪在里，当用内疏黄连汤，然其中大黄、槟榔亦不敢妄用。况浮数涩主气血皆虚，且邪既在表，而反用峻剂，重伤其里，诛伐无过，不死何俟？

愚谓疮肿之属表邪者，惟时毒、丹毒、斑疹及头面颈项上焦之证多有之。察其果有外邪，而脉见紧数，证有寒热者，方宜表散。然散之之法，又必辨其阴阳盛衰，故或宜温散，或宜凉散，或宜平散，或宜兼补而散，或宜解毒而散，此散中自有权宜也。又如里证用下之法，则毒盛势剧者大下之，滞毒稍轻者微下之，营虚便结而毒不解者养血滋阴而下之，中气不足而便结壅滞者润导而出之。凡此皆通下之法，但宜酌缓急轻重而用得其当耳。故必察其毒果有余，及元气壮实，下之必无害者，方可用下，否则不但目前，且尤畏将来难结之患。是以表证不真者不可汗，汗之则亡阳；里证不实者不可下，下之则亡阴。亡阴亦死，亡阳亦死。医固可以孟浪乎？

# 论灸法 十一

王海藏曰：疮疡自外而入者，不宜灸；自内而出者，宜灸。外入者托之而不内，内出者接之而令外。故经曰：陷者灸之。灸而不痛，痛而后止其灸。灸而不痛者，先及其溃，所以不痛，而后及良肉，所以痛也。灸而痛，不痛而后止其灸，灸而痛者，先及其未溃，所以痛，而次及将溃，所以不痛也。

李氏云：治疽之法，灼艾之功胜于用药，盖使毒气外泄。譬诸盗入人家，当开门逐之，不然则入室为害矣。凡疮初发一二日，须用大颗独蒜，切片三分厚，贴疽顶，以艾隔蒜灸之，每三壮易蒜，疮溃则贴神异膏。如此则疮不开大，肉不坏，疮口易敛，一举三得，此法之妙，人所罕知。若头顶见疽，则不可用此法。《五极观碑》载。

又曰：凡患背疽漫肿无头者，用湿纸贴肿处，但一点先干处，乃是疮头，可用大蒜十颗，淡豆豉半合，乳香钱许，研烂置疮上，铺艾灸之，痛否皆以前法为度。

陈氏曰：脑为诸阳之会，颈项近咽喉，肾俞乃致命之所，皆不可灼艾。

伍氏曰：凡用蒜饼灸者，盖蒜味辛温有毒，主散痈疽，假火势以行药力也。有只用艾炷灸者，此可施于顽疽痼发之类。凡赤肿紫黑毒甚者，须以蒜艾同灸为妙。又曰：凡治疽痈、发背、疔疮，若初灸即痛者，由毒气轻浅；灸而不痛者，乃毒气深重。悉宜内服追毒排脓，外敷消毒之药。大抵痈疽不可不痛，又不可大痛闷乱。不知痛者难治。又曰：凡隔蒜灸者，不论壮数，则邪无所容而真气不损。但头项见疮，宜用骑竹马法及足三里灸之。

《千金》云：痈疽始作，或大痛，或小痛，或发如米粒，即便出脓，宜急断口味，利去其毒，用骑竹马灸法，或就患处灼艾，重者四面中央总灸一二百壮，更用敷药，其效甚速。

立斋云：夫疮疡之证，有诸中必形诸外。在外者引而拔之，在内者疏而下之。灼艾之功甚大。若毒气郁结，瘀血凝滞，轻者或可药散，重者药无全功矣。东垣曰：若不针烙，则毒气无从而解，是故善治毒者，必用隔蒜灸，舍是而用苦寒败毒等剂，其壮实内热者或可，彼怯弱气虚者，未有不败者也。又有毒气沉伏，或年高气弱，或服克伐之剂，气益以虚，脓因不溃者，必假火力以成功。大凡蒸灸，若未溃则拔引郁毒，已溃则接补阳气，祛散寒邪，疮口自合，其功甚大。尝治四肢疮疡，气血不足者，只以前法灸之皆愈。疗毒甚者尤宜灸，盖热毒中隔，内外不通，不发泄则不解散。若处贫居僻，一时无药，则用隔蒜灸法尤便。每三壮一易蒜片，大概以百壮为度。用大蒜取其辛而能散，用艾炷取其火力能透，如法灸之，必疮发脓溃，继以神异膏贴之，不日自愈。一能使疮不开大，二内肉不坏，三疮口易合，见效甚神。丹溪云：惟头为诸阳所聚，艾壮宜小而少。曹工部发背已十八日，疮头如粟，疮内如锥，痛极，时有闷瞀，饮食不思，气则愈虚。以大艾隔蒜灸十余壮，尚不知而痛不减，遂明灸二十余壮，内疮悉去，毒气大发，饮食渐进。更以大补药及桑木燃灸，瘀肉渐溃。刘贯卿足患疗疮已十一日，气弱，亦灸五十余壮，更以托里药而愈。黄君腿痈，脓清脉弱，一妇臂结一块，已溃，俱不收敛，各灸以豆豉饼，更饮托里药而愈。一男子胸肿一块，半载不消，令明灸百壮方溃，与大补药不敛，复灸以附子饼而愈。一男子患发背，疮头甚多，肿硬色紫，不甚痛，不腐溃，以艾铺患处灸之，更以大补药数日，死肉脱去而愈。陈工部患发背已四五日，疮头虽小，根畔颇大，以隔蒜灸三十余壮，其根内消，惟疮头作脓，数日而愈。余丙子年，忽恶心，大椎骨甚痒，须臾臂不能举，神思甚倦，此夭疽，危病也，急隔蒜灸之，痒愈甚，又明灸五十余壮，痒遂止，旬日而愈。《精要》云：灸法有回生之功，信矣。薛按

史氏引证曰：疡医常器之，于甲戌年诊太学史氏之母，云：内有蓄热，防其作疽，至辛巳六月，果背胛微痒，疮粒如黍，灼艾即消。隔宿复作，用膏药覆之，晕开六寸许，痛不可胜，归咎于艾。适遇一僧，自云：病疮甚危，尝灸八百余壮方苏。遂用大艾壮如银杏者，灸疮头及四旁各数壮，痛止，至三十余壮，赤晕悉退，又以艾作团如梅杏大者四十壮，乃食粥安寝，疮突四寸，小窍百许，患肉俱坏而愈。立斋曰：灼艾之法，必使痛者灸至不痛，不痛者灸至痛，则毒必随火而散，否则非徒无益而反害之。

愚意痈疽为患，无非血气壅滞，留结不行之所致。凡大结大滞者，最不易散，必欲散之，非藉火力不能速也，所以极宜用灸。然又有孙道人神仙熏照方，其法尤精尤妙。若毒邪稍缓，邪深经远而气有不达，灸之为良；若毒邪炽盛，其势猛疾而垂危者，则宜用熏照方，更胜于灸也。

# 脓针辨 +二

齐氏曰：若发肿都软而不痛者，血瘤也；发肿日渐增长而不大热，时时牵痛者，气瘤也。气结微肿，久而不消，后亦成脓，此是寒热所为也。留积经久，极阴生阳，寒化为热，以此溃者，必多成瘘，宜早服内塞散以排之。又凡察痈疽，以手掩其上，大热者，脓成自软也；若其上薄皮剥起者，脓浅也；其肿不甚热者，脓未成也。若患瘰疬结核，寒热发渴，经久不消，其人面色萎黄者，被热上蒸，已成脓也。至于脏腑肠胃内疮内疽，其疾隐而深藏，目既不见，手不能近，所为至难，但以诊脉而辨之亦可知也。有患胃脘痈者，当候胃脉。胃脉者，人迎也。其脉沉数，气逆则甚，甚则热聚胃口而胃脘为痈也。若其脉洪数者，脓已成也；设脉迟紧，虽脓未就，已有瘀血也，宜急治之，不尔，则邪气内攻，腐烂肠胃，不可救也。又《肺痈论》曰：始萌则可救，脓成即死，不可不慎。久之咳脓如粳米粥者不治，呕脓而止者自愈。又《肠痈论》曰：或绕脐生疮，脓从疮出者，有出脐中者，惟大便下脓血者，自愈也。

伍氏曰：疮肿赤色，按之色不变者，此脓已成也。按之随手赤色者，其亦有脓也。按之白色，良久方赤者，此游毒已息，可就赤白尽处灸断，赤肿自消。凡痈疽以手按之，若牢硬，未有脓也；若半软半硬，已有脓也。又按：肿上不热者为无脓，热甚者为有脓，宜急破之。

立斋曰：疮疡之证，毒气已结者，但可补其气血，使脓速成。脓成者，当验其生熟浅深，视其可否，针而去之，不可论内消之法，小按便痛者，脓浅也；大按方痛者，脓深也。按之不复起者，脓未成也；按之即复起者，脓已成也。脓生而用针，气血既泄，脓反难成；脓熟而不针，则腐溃益深，疮口难敛；若疮深而针浅，内脓不出，外血反泄；若疮浅而针深，内脓虽出，良肉受伤。若元气虚弱，必先补而后针，勿论尻神，其脓一出，诸证自退。若脓出而反痛，或烦躁呕逆，皆由胃气亏损也，宜急补之。若背疮热毒炽盛，中央肉黯，内用托里壮其脾胃，外用乌金膏涂于黯处，其赤处渐高，黯处渐低，至六七日间，赤黯分界，自有裂纹如刀划然，黯肉必渐溃矣，当用铍针利剪，徐徐去之，须使不知疼痛，不见鲜血为妙。若虽有裂纹，脓未流利，及脓水虽出而仍痛者，皆未通于内，并用针于纹中引之。若患于背胛之间，凡人背近脊处并胛皮里有筋一层，患此处者，外皮虽破，其筋难溃，以致内脓不出，令人胀痛苦楚，气血转虚，变证百出。若待自溃，多致不救。必须开之引之，兼以托里。常治此证，以利刀剪之，尚不能去，似此坚物，待其自溃，不反甚乎？此非气血壮实者，未见其能自溃也。若元气虚弱而误服克伐，患处不痛，或肉将死，急须温补脾胃，亦有生者。后须纯补之药，庶可收敛。若妄用刀针，去肉出血，则气血愈虚愈伤矣，何以生肌收敛乎？大凡疮疡脓血既溃，当大补血气为先，须有他证，当以末治。又曰：凡疮不起者，托而起之；不成脓者，补而成之。使不内攻，脓成而及时针之，不数日即愈矣。常见患者皆畏针痛而不肯用，又有恐伤肉而不肯用。殊不知疮虽发于肉薄之所，若其脓成必肿高寸余，疮皮又厚分许，用针深不过二分，若发于背必肿高二三寸，入针止于寸许，况患处肉既已坏，何痛之有？何伤之虑？凡怯弱之人，或患附骨等疽，待脓自通，以致大溃不能收敛，气血沥尽而已者为多矣。又曰：凡疮既成脓，皮肤不得疏泄，昧者待其自穿。殊不知少壮而充实者，或能自解，若老弱之人，气血枯槁，或兼攻发太过，不行针刺，脓毒乘虚内攻，穿肠腐膜，鲜不误事。若毒结四肢，砭刺少缓，则腐溃深大，亦难收敛。毒结于颊项胸腹紧要之地，不问壮弱，急宜针刺，否则难治。如沈氏室、黄上舍等，皆以此而殁者多矣。大抵疮疡之证，感有轻重，发有深浅。浅者肿高而软，发于血脉；深者肿下而坚，发于筋骨。然又有发于骨髓者，则皮肉不变。故古人制法，浅宜砭而深宜刺，使瘀血去于毒聚之始则易消，若脓成之时，气血壮实者或自出，怯弱者不行针刺，鲜有不误。凡疮疡透膜，十无一生。虽以大补药治之，亦不能救，此可为待脓自出之戒也。故东垣云：毒气无从而解，脓瘀无从而泄，过时不烙，反攻于内，内既消败，欲望其生，岂可得乎？兹举一二，以告同道，并使患者知所慎云。又曰：凡患疮疽，虽因积热所成，若初起未成脓，脉洪数，乃阴虚阳亢之证。若脓溃于内，不得发泄于外，身必发热。故脉见洪数，乃疮疽之病进也。脓既去，则当脉静身凉，肿消痛息，如伤寒表证之得汗也。若反发热作渴，脉洪数者，此真气虚而邪气实，死无疑矣。又曰：若治元气不足之证，即其初患，便当内用参、芪、归、术温补脾胃，外用桑枝、葱熨接补阳气，使自消散。若久而不能成脓者，亦用前二法补助以速之。若脓既成而不溃，用艾于当头灸数炷以出之，却服十全大补汤。

31

# 论针法 十三

上古有砭石之制，《内经》有九针之别，制虽不同，而去病之意则一也。且疮疡一科，用针为贵。用之之际，虽云量其溃之浅深，尤当随其肉之厚薄。若皮薄针深，则反伤良肉，益增其溃；肉厚针浅，则脓毒不出，反益其痛，用针者可不慎哉？至于附骨疽，气毒流注，及有经久不消，内溃不痛者，宜燔针开之。若治咽喉之患，当用三棱针。若丹瘤及痈毒四畔焮赤，疼痛如灼，宜用砭石去血以泄其毒，则重者减，轻者消。如洪氏室患腹痛，脓胀闷瞀，以卧针刺脓出即苏。一人患囊痈，脓熟肿胀，小便不利，几殆，急针之，脓水大泄，气通而愈。大抵用针之法，迎而夺之，顺而取之，所谓不治已成治未成，正此意也。今之患者，或畏针而不用，医者又徇患者之意而不针，遂至脓已成而不得溃，或得溃而所伤已深矣，卒之夭枉者十常八九，亦可悲矣。见《外科心法》

经曰：天温日明，则人血淖溢而卫气浮，故血易泻，气易行；天寒日阴，则人血凝涩而卫气沉，是以因天时而调血脉也。故凡遇天寒水冰，或阴气凝滞之时，欲行针刺，则先当温衣覆盖，或以艾叶炒热，或热盐热衣类先熨其处，务令血脉温和而后刺之，则血泻气行，其病立已。若血寒脉涩，遽尔用针，则邪毒不泻，徒伤良肉，反以益其病也。

立斋曰：凡元气虚弱者，必当补助脾胃，禁用刀针。若妄用之而去肉去血，使阳随阴散，是速其危也。

薛按曰：四明有屠寿卿者，当门齿忽如所击，痛不可忍，脉洪大而弦。余曰：弦洪相搏，将发疮毒也。先用清胃散加白芷、银花、连翘，一剂痛即止。至晚，鼻上发一疮，面肿黯痛，用前药加犀角一剂，肿至两额，口出秽气，脉益洪大，恶寒内热，此毒炽血瘀，药力不能敌也。乃数砭患处，出紫血，服犀角解毒之药。翌日肿痛尤甚，又砭患处与唇上，并刺口内赤脉，各出毒血，再服前药，至数剂而愈。

# 用针勿忌居神 十四

立斋曰：针灸之法，有太乙人神，周身血忌，逐年居神，逐日人神，而其穴有禁针、禁灸之论，犯者其病难瘳，理固然也。但疮疡气血已伤，肌肉已坏，急宜迎而夺之，顺而取之，非平人针灸之比，何忌之有？《外科精义》云：疮疡之证，毒气无从而解，脓瘀无从而泄，反攻于内，内既消败，欲望其生，岂可得乎？危恶之证，发于致命之所，祸在反掌，腹痛囊痈，二便不通，胸腹胀闷，唇疔喉痹，咽喉肿塞，其祸尤速，患者审之。

邻人苏子遇之内，左手指患疔麻痒，寒热恶心，左半体皆麻，脉数不时见。余曰：凡疮不宜不痛，不宜大痛，烦闷者不治，今作麻痒，尤其恶也。用夺命丹二服，不应，又用解毒之剂，麻痒始去，乃作肿痛。余曰：势虽危，所喜作痛，但毒气无从而泄。欲针之，适值望日，其家俱言尻神，不从。势愈肿甚，余强针之，诸证顿退，又用解毒之剂，其疮乃愈。薛按

# 围 药 +五

《内经》云：五脏不和则七窍不通，六腑不和则留结为痈。又云：形伤痛，气伤肿。此以脏腑不和而疮发于外也明矣。若涂贴寒凉，岂能调和脏腑、宣通气血耶？若其肿痛热渴，脉滑数而有力，证属纯阳者，宜内用冲阴汤，外用抑阳散，则热毒自解，瘀滞自散。若似肿非肿，似痛非痛，似溃不溃，似赤不赤，脉洪数而无力，属半阴半阳者，宜内用冲和汤，外用阴阳散，则气血自和，瘀滞自消；若微肿微痛，或色黯不痛，或坚硬不溃，脉虽洪大，按之微细软弱，属纯阴者，宜内服回阳汤，外敷抑阴散，则脾胃自健，阳气自回也。丹溪曰：敷贴之剂，应酬轻小热证耳，若不辨其阴证阳证之所由分而妄敷寒凉之剂，则迷塞腠理，凝滞气血，毒反内攻而肉反死矣。况运气得寒则不健，瘀血得寒则不散，败肉得寒则不溃，新肉得寒则不生，治者审焉。见《外科枢要》

立斋曰：大抵疮之起发溃敛，皆血气使然，各人元气虚实不同，有不能发出而死者，有发出不能成脓而死者，有成脓不能腐溃而死者，有腐溃不能收敛而死者。敷贴之法，但可应酬轻小之证耳。若血气已竭，其患必死，不但敷贴不效，且气血喜温而恶寒，腠理喜通而恶塞，气血因而愈滞，肿患因而愈盛，邪气因而愈深，腐溃因而愈大，怯弱之人取败多矣。况疮疡乃七情相火，或食膏粱，或饵金石，以伤阴血，阳盛阴虚，受病于内而发于外，若不别气分血分，阴阳虚实，腐溃浅深，即服药尚有不能保生者，可敷贴而已乎？

　　施二守项右患一核，用凉药敷贴，颈皆肿。又敷之，肿胤胸腋，冷应腹内，不悟凉药所致，尚以为毒盛，形体困惫，自分不起，延余治之。见其敷药处热气如雾，急令去药，良久疮色变赤，刺出脓血，用托里药而愈。张侍御发背，专用敷药，疮黯不起胸膈闷气，不能呼吸，自分不治。余用辛温托里药而愈。一男子臀痈腐溃，肌肉不生，用药敷之，肌肉四沿反硬，余诊之，脉涩而弱，此气血俱虚，不能营于患处，故敷凉药反硬，乃血气受寒凝结而非毒也，用大补药而愈。一男子患胸疽，肿高作痛，肿处敷药，痛虽止而色变黯，肿外作痛，仍敷之，肉色亦黯，喉内作痛。不悟此为凉药所误，反尽颈敷之，其颈皆溃而死。一男子因怒，左胁肿一块，不作痛，脉涩而浮，余曰：此肝经邪火炽盛，而真气不足为患，宜培养血气为主。彼以草药敷贴，遂致不救。王安人发背，正溃时欲速效，敷以草药，即日而死。张宜人年逾六十，患发背三日，肉色不变，头如粟许，肩背肿，脉洪数，寒热饮冷，余以人参败毒散二剂，及隔蒜灸五十余壮，毒大发，背始轻，再用托里药，渐溃，因血气虚甚而作渴，用参、芪、归、熟等药而渴亦止，彼欲速效，乃自用草药罨患处，毒气复入，遂不救。薛按

　　凡痈疡肿痛，宜用围药敷治者，惟降痈散为第一，无论阴毒阳毒，皆所宜也。

# 腐　肉 十六

　　齐德之曰：夫疮疡生于外，皆由积热蕴于内。《内经》谓

血热肉败，荣卫不行，必将为脓，留于节腠，必将为败。盖疮疽脓溃之时，头小未破，疮口未开，或毒气未出，疼痛难忍，所以立追蚀腐溃之法，便毒气外泄而不内攻，恶肉易去，好肉易生也。若纴其疮而血出不止者，则未可纴，于疮上掺追蚀之药，待其熟，可纴方纴。若纴其疮而痛应心根者，亦不可强纴之，误触其疮，㛋痛必倍，变证不无，不可不慎也。若疮疖脓成未破，于上薄皮剥起者，即当用破头代针之剂安其上，以膏贴之，脓出之后，用搜脓化毒之药，取效如神矣。若脓血未尽，便用生肌敛疮之剂，欲其早愈，殊不知恶肉未尽，其疮早合，后必再发，不可不慎也。

立斋曰：疮疡之证，脓成者当辨其生熟浅深，肉死者当验其腐溃连脱。余尝治脉证虚弱者，用托里之药，则气血壮而肉不死；脉证实热者，用清热之剂，则毒气退而肉自生。凡疮聚于筋骨之间，肌肉之内，皆因血气虚弱，用十全大补汤壮其脾胃，则未成者自散，已成者自溃，又何死肉之有？若不大痛，或大痛，或不赤，或肉脓不溃，或外肉不腐，乃血气虚弱，宜用桑枝灸，及十全大补加姜桂壮其阳气，则四畔即消，疮头即腐，其毒自解，又何待于针割？若脾胃虚弱，饮食少思，用六君倍加白术壮其营气，则肌肉受毒者自溃，已死者自活，已溃者自敛。若初起或因克伐，或犯房事，以致色黯而不痛者，乃阳气脱陷，变为阴证也，急用参附汤温补回阳，亦有可生。又曰：夫腐肉者，恶肉也。大凡痈疽疮肿溃后，若有腐肉凝滞者，必取之，乃推陈致新之意。若壮者筋骨强盛，气血充溢，真能胜邪，或自去，或自平，不能为害。若年高怯弱之人，血液少，肌肉涩，必迎而夺之，顺而取之，是谓定祸乱以致太平，设或留而不去，则有烂筋腐肉之患。如刘大尹、汪夫人，取之及时，而新肉即生，得以痊愈。金工部、郑挥使，取之失期，大溃而毙。余尝见腐肉既去，虽少壮者，不补其气血尚不能收敛；若怯弱者，不取恶肉，不补血气，未见其生也。故古人曰：坏肉恶于狼虎，毒于蜂虿，缓去之则戕贼性命，信哉！

又曰：疮疡之证，若毒气已结，肿赤炽盛，中央肉死黯黑者，内用托里健脾之剂，外用乌金膏涂之，则黯处渐低，赤处渐起至六七日间，赤黯之界，自有裂纹如刀划状，其黯渐溃。若用铍针利剪徐去犹好，须使不知疼痛，不见鲜血为善。若脓未流利，宜用针于纹中引之；若脓水已出，肿痛仍作，乃内筋间隔，亦用针引之。若元气虚弱，误服克伐之剂，患处不痛，或肉死不溃者，急温补脾胃，亦有复生者，后须纯补脾胃，庶能收敛。此则不可妄用针刀，若误用之，以去肉出血，使阳随阴散，是速其危也。

## 论外通用方

针头散<sub>外一四四</sub> 去腐管

代针膏<sub>外百四五</sub> 溃头

透骨丹<sub>外一四三</sub> 溃头

猪蹄汤<sub>外一二五</sub> 洗腐

# 舍时从证 十七

立斋曰：经云：诸痛痒疮，皆属于心。若肿赤烦躁，发热大痛，饮冷便秘作渴，脉洪数实者，为纯阳，虽在严冬之时，必有大苦寒之剂以泻热毒；若不肿不痛，脉细皮寒，泻利肠鸣，饮食不入，呕吐无时，手足厥冷，是为纯阴，虽在盛暑之时，必用大辛温热之剂以助阳气，不拘严寒盛暑，但当舍时从证；若微肿微痛，似溃不溃，时出清脓者，为半阴半阳，宜用辛热之剂温补胃气，此亦治阴阳法也。经曰：用寒远寒，用热远热。有假者反之。虽违其时，必从其证，若执常法，无不误矣。壬午仲冬，金台一男子患腹痛，误服干姜理中丸，即时口鼻出血，烦躁发狂，入井而死。辛卯冬，一吏患伤寒，误服附子药一盏，下咽发躁，奔走跌死。夫盛暑之际，附子、姜、桂三药并用，连进三四剂无事，严冬时令，三药单用一味，只进一剂者即死，可见罗谦甫先生有舍时从证、权宜用药之妙。余宗此法，凡冬间疮证，如脉沉实洪数，大便秘，疮焮痛，烦躁，或饮冷不绝者，即用硝、黄、芩、连之剂攻之。虽在夏令，而脉见虚弱或浮大，疮不溃，脓清稀，恶寒饮者，即用姜、桂、参、芪之剂补之。如脉见沉细，疮不溃不痛，作呃逆，手足冷，大便不实，或泻利，或腹痛，更加附子，皆获大效。昧者反以为非，惑乱患人，恪守常法，必使冬用温热，夏用清凉，以致误人，深可哀也。<sub>薛按</sub>

　　至元壬午五月二十八日，王伯禄年逾五旬有七，右臂膊肿甚，上至肩，下至手指，色变皮肤凉，六脉沉细而微，此乃脉证俱寒。余举疡医孙彦和视之，曰：此乃附骨痈，开发已迟。以燔针启之，脓清稀，解，次日，肘下再开之，加吃逆不绝，彦和与丁香柿蒂散两剂，稍缓。次日，吃逆尤甚，自利，脐腹冷痛，腹满，饮食减少，时发昏愦。于左乳下黑尽处灸二七壮，又处托里温中汤，用干姜、附子、木香、沉香、茴香、羌活等药，咬咀一两半，欲与服。或者曰：诸痛痒疮疡，皆属心火。又当盛暑之时，用干姜、附子可乎？余应之曰：理所当然，不得不然。《内经》曰：脉细皮寒，泻利前后，饮食不入，此谓五虚。况吃逆者，胃中虚寒故也。诸痛痒疮疡皆属心火，是言其定理也，此证内外相反，须当舍时从证，非大方辛热之剂急治之，则不能愈也。遂投之，诸证悉去，饮食倍进，疮势温，脓色正。彦和复用五香汤数服，后月余平复。噫！守常者，众人之见；知变者，知者之能。知常不知变，因细事而取败者，亦多矣，况乎医哉！见罗氏《卫生宝鉴》

愚意罗先生以舍时从证之法垂训后人，诚百世不磨之要道也。但时之迁变，本所难知，而证之幽显，尤不易识。何也？盖常人之所谓时者，春夏将冬之时也，岁岁时常之主气也，谁不得而知之？而不知五六周环，则长夏有寒淫之令，三冬有炎暑之权，此则虽若舍时，而实以从时，昧者固能知此乎？又如察证之法，则凡脉细皮寒，泄泻厥冷之类，是皆已见之寒证也，又谁不得而知之？不知其来有源，其甚有渐，即诸证未见之前，而本来已具，此际便难错认，使必待焦头烂额而后曲突徙薪，则已晚矣。此罗先生之所以明已然，而余则更为虑未然，盖恐人之见之迟而无及于事也。虽然，余常见今人之于已然者尚不能见，而复欲其见未然，诚哉迂矣！然余慨然之念，则不能不道其详，而深望于知音者。

# 阳气脱陷 十八

立斋曰：疮疡阳气脱陷，或因克伐之剂，或因脓血大泄，或因吐泻之后，或因误以入房。大凡溃后劳后，元气亏损，或梦遗精脱，或脉数便血，或外邪乘虚而入，以致发热头痛，小便淋涩，或目赤烦喘，气短头晕，体倦热渴，意欲饮水投水，身热憎寒，恶衣，扬手掷足，腰背反张，郑声自汗，脉浮洪大，此无根虚火之假热证也。若畏寒头痛，咳逆呕吐，耳聩目蒙，小便自遗，泻利肠鸣，里急腹痛，玉茎短缩，齿牙浮痛，肢体麻痹，冷汗时出，或厥冷身痛，咬舌啮唇，舌本强硬，呃逆喘促，脉微沉细，此阳气脱陷之真寒证也。凡此危候，无论脉证，但见有一二，急用参附汤或用托里消毒散去连翘、白芷、金银花三味，急加桂、附大剂补之，多有复生者。

　　内翰杨皋湖，孟夏患背疽，服克伐之剂二旬余矣，漫肿坚硬，重如负石，隔蒜灸五十余壮，背遂轻，以六君加砂仁二剂，涎沫涌出，饮食愈少，此脾虚阳气脱陷也。剂用温补，反呕不食，仍用前药作大剂，加附子、姜、桂，又不应，遂以参、芪各一斤，归、术、陈皮各半斤，附子一两，煎服，三日而尽，流涎顿止，腐肉顿溃，饮食顿进。再用姜、桂等药托里健脾，腐脱而疮愈矣。少参史南湖之内，夏患疽不起发，脉大而无力，发热作渴，自汗盗汗，用参芪大补之剂，益加手足逆冷，大便不实，喘促时呕，脉细微，按之如无，惟太冲不绝，仍以参、芪、白术、当归、茯苓、陈皮计斤许，加附子五钱，水煎二盅作一服，诸证悉退，脉息顿复。翌日，疮起而溃，仍用前药。四剂后，日用托里药调理，两月余而愈。薛按

　　一妇人于癸卯冬，失物发怒，缺盆内微肿。甲辰春，大如覆碗，左肩胛亦肿，肉色如故。或针出鲜血三碗许，腹痛如锥，泄泻不止，四肢逆冷，呕吐恶寒，或时发热，绝食已七日矣，其脉洪大，时或微细，此阳气脱陷也。用六君加炮姜三

钱，附子二钱，早服至午不应，再剂加附子五钱，熟睡，觉来诸证顿退六七，可进稀粥。再四剂，诸证悉退，饮食如故，缺盆始痛。针出清脓二碗许，诸证复至，此虚极也，以十全大补加姜、桂、附各一钱，三剂而安。后减姜、附各五分，与归脾汤兼服，五十余剂而愈。薛按

# 温补按则 十九

留都郑中翰，仲夏患发背已半月，疮头十余枚，皆如粟许，漫肿坚硬，根如大盘，背重如负石，即隔蒜灸五十余壮，其背顿轻。彼因轻愈，不守禁忌，三日后大作，疮不起发，但苦作痛，用活命饮四剂，势少退，用香砂六君子汤四剂，饮食少进。彼恃知医，自用败毒药二剂，饮食益少，口流涎沫，若不自知，此脾虚之甚也。每用托里药，加参、芪各三钱，彼密自拣去大半，后虽用大补药加姜、桂，亦不应。遂令其子以参、芪各一斤，归、术各半斤，干姜、桂、附各一两，煎膏一罐，三日饮尽，涎顿止，腐顿溃，食顿进。再用托里健脾药，腐肉自脱而愈。下俱薛按

张侍御患背疮三枚，皆如粟，彼以为小毒，服清热化痰药，外用凉药敷贴，数日尚不起，色黯不焮，胸中气不得出入，势甚可畏，连用活命饮二剂，气虽利，脓清稀，疮不起欲用补剂，彼泥于素有痰火，不受参术之补，因其固执，遂阳以败毒之剂与视之，而阴以参、芪、归、术各五钱，姜、桂各二钱，服二剂，背觉热，腐肉得溃，方信余言。始明用大补药

乃愈。

南都聂姓者，时六月患发背，腐肉已去，疮口尺许，色赤
焮肿，发热不食，欲呕不呕，服十宣散等药，自为不起，请余
决之。其脉轻诊则浮而数，重诊则弱而涩，此溃后之正脉。然
疮口开张，血气虚也；欲呕不呕，脾胃虚也；色赤焮肿，虚火
之象也，尚可治。遂与十全大补汤加酒炒黄柏、知母、五味、
麦门，及饮童便，饮食顿进，肌肉顿生，服至八剂，疮口收如
粟许，又惑于人言，谓余毒未尽，乃服消毒药二剂，复发热昏
聩，急进前药，又二十余剂乃愈。后两月，因作善事，一昼夜
不睡，以致劳倦发热，似睡不睡，与前汤二剂，更加发热，饮
食不进，惟饮热汤，后以前药加附子一钱，二剂复愈。

高秋官贞甫，孟秋发背，色黯而硬，不痛不起，脉沉而
细，四肢逆冷，急用大艾隔蒜灸三十余壮，不痛，遂用艾如粟
大者著肉灸七壮，乃始知痛。与六君子汤二剂，每剂入附子二
钱，不应；后剂又加肉桂二钱，始应而愈。

一男子胁肿一块，日久不溃，按之微痛，脉微而涩，此形
证俱虚也。经曰：形气不足，病气不足，当补不当泻。余以人
参养营汤治之，彼不信，乃服流气饮，虚证悉至，方服前汤，
月余少愈，但肿处尚硬，以艾叶炒热熨患处，至十余日脓成，
以火针刺之，更灸以豆豉饼，又服十全大补汤百剂而愈。

# 定 痛 二十

齐氏曰：疮疽之证候不同，凡寒热虚实皆能为痛，故止痛

之法，殊非一端。世人皆谓乳没珍贵之药，可住疼痛，而不知
临病制宜，自有方法。盖热毒之痛者，以寒凉之药折其热而痛
自止也；寒邪之痛，以温热之剂熨其寒则痛自除也。因风而痛
者除其风，因湿而痛者导其湿；燥而痛者润之，塞而痛者通
之，虚而痛者补之，实而痛者泻之；因脓郁而闭者开之，恶肉
侵溃者去之，阴阳不和者调之，经络秘涩者利之。临机应变，
方为上医，不可执方而无权也。

立斋曰：疮疡之作，由六淫七情所伤，其痛也，因气血凝
滞所致。假如热毒在内，便秘而作痛者，内疏黄连汤导之；热
毒炽盛，焮肿而作痛者，黄连解毒汤治之；不应，仙方活命饮
解之；瘀血凝滞而作痛者，乳香定痛丸和之；作脓而痛者，托
里消毒散排之；脓胀而痛者针之，脓溃而痛者补之；若因气虚
而痛，四君加归、芪；血虚而痛，四物加参、芪；肾虚而痛，
六味地黄丸。口干作渴，小便频数者，加减八味丸。此皆止痛
之法也，慎勿概用寒凉之药。况血气喜温而恶寒，若冷气入
里，血即凝滞，反为难瘥之证矣。丹溪云：脓出而反痛，此为
虚也，宜补之，秽气所触者和解之，风寒所逼者温散之。若专
用龙竭生肌，乳没止痛，吾知其必无效也。

凡痛毒焮肿赤痛之甚者，虽内治之法已俱如前，然煎剂功
缓而痛急难当者，必须外用敷药。既欲其止痛，又欲其散毒，
则无如降痛散之神妙也。

# 生肌收口 附成漏证 二一

陈良甫曰：痈疽之毒有浅深，故收敛之功有迟速，断不可

早用收口之药，恐毒气未尽，后必复发，为患非轻。若痈久不合，其肉白而脓少者，此气血俱虚，不能潮运，而疮口冷涩也。每日用艾叶一把煎汤，避风热洗，及烧松香烟熏之，或用猪蹄汤洗之，更以神异膏贴之，必须守禁调理，否则不效。又曰：脉得寒则下陷，凝滞肌肉，故曰留连肉腠，是为冷漏，须温补之。

丹溪曰：诸经惟少阳、厥阴之生痈者宜须防之，以其多气少血也。血少则肌肉难长，故疮久未合，必成败证。苟反用驱利毒药，以伐其阴分之血，祸不旋踵矣。

立斋曰：肌肉者，脾胃之所主；收敛者，血气之所使。但当纯补脾胃，不宜泛敷生肌之剂。夫疮不生肌而色赤甚者，血热也，四物加山栀、连翘；色白而无神者，气虚也，四君加当归、黄芪；晡热内热，阴血虚也，四物加参、术；脓水清稀者，气血虚也，十全大补汤；食少体倦，脾气虚也，补中益气汤；烦热作渴，饮食如常，胃火也，竹叶黄芪汤，不应，竹叶石膏汤；热渴而小便频数，肾水虚也，用加减八味丸料煎服。若败肉去后，新肉微赤，四沿白膜者，此胃中生气也，但用四君子汤以培补之，则不日自敛。若妄用生肌之药，余毒未尽而反益甚耳。殊不知疮疡之作，由胃气不调；疮疡之溃，由胃气腐化；疮疡之敛，由胃气荣养。东垣云：胃乃发生之源，为人生之本，丹溪亦谓治疮疡当助胃壮气，使根本坚固，诚哉是言也，可不慎欤？又曰：若肌肉伤而疮口不敛，用六君子汤以补脾胃；若气虚恶寒而疮口不敛，用补中益气汤以补脾肺；若血虚发热而疮口不敛，用四物参术以滋肝脾。若脓多而疮口不敛，用八珍汤或十全大补汤以养血气，如不应，但用四君、归、芪以补脾胃，更不应，乃属命门火衰，急用八味丸以壮火生土。若脉数发渴者难治，以真气虚而邪气实也。又曰：生肌之法，当先理脾胃，助气血为主。若气血俱虚不能生者，当用托里之剂；若有风寒袭于疮所不能生者，宜用豆豉饼灸之。若流注顽疮，内有脓管，或瘀肉，或痃核，须用针头散腐之，锭子尤妙。如背疮、杖疮、汤火疮大溃，当用神效当归膏，则能去腐生新止痛，大有神效。又曰：痈疽溃后，毒尽则肉自生。常见世之治者，往往用龙骨、血竭之属以求生肌，殊不知余毒未尽，肌肉何以得生？气血既虚，龙、竭岂能得效？设若脓毒未尽，就用生肌，则反增溃烂，壮者轻者不过复溃，或迟敛而已；怯者重者必致内攻，或溃烂不敛，反致危矣。又曰：凡疮疡成漏，皆因元气不足，营气不从。阳气虚寒，则寒气逆于肉里，稽留血脉，腐溃既久，即成是患。故凡治不足之证，于其初患，便当内用参、芪、归、术温补脾胃，外用桑枝、葱熨接补阳气，使自消散。若久而不能成脓，亦用前二法补助以速之；若脓既成而不溃，用艾于当头灸数炷而出之，却服十全大补汤。患者又当慎起居，节饮食，庶几收敛。若用冷针开刺，久而内出清脓，外色黑黯，或误用生肌散速其口敛，反束其邪，必成败证。

　　诸疮患久成漏，常有脓水不绝，其脓不臭。若无歹肉者，法用炮附子去皮尖为细末，以唾津和为饼如三钱厚，安疮上以艾炷灸之，漏大艾亦大，漏小艾亦小，但灸令微热，不可令痛，干则易之，每灸一二十壮不论。灸后贴以膏药，隔二三日，又如前再灸，更服大补气血之药，直至肉平为度。或用炮附子切片三分厚灸之亦可。或用江西淡豆豉为饼，多灸之亦效。若疮久成漏，外有腐肉，内有脓管，不能收口者，以针头散和作细条纤入口内，外用膏药贴之，待脓管尽去，自然渐平收口；或先用灸法，数日后用此纤药；亦可仍内服十全大补等药。

郭氏灸法：疮疽久不收敛，及有脓水恶物，渐溃根深者，用白面、硫黄、大蒜三物，一处捣烂，看疮大小捻作饼子，厚约三分，安于疮上，用艾炷灸二十一壮，一灸一易，后隔四五日用药锭、针头散等药纤入疮内，歹肉尽去，好肉长平，然后贴收敛之药，内服应病之剂调理即瘥矣。

一男子年逾二十，禀弱，左腿外侧患毒，三月方溃，脓水清稀，肌肉不生，以十全大补汤加牛膝，二十余剂渐愈，更以豆豉饼灸之，月余而痊。一妇人左臂结核，年余方溃，脓清不敛；一男子患贴骨痈，腿细短软，疮口不合，俱用十全大补汤，外以附子饼及贴补药膏，调护得宜，百剂而愈。大凡不足之证，宜大补之剂兼灸，以补接阳气，祛散寒邪为上。京师董赐年逾四十，胸患疮成漏，日出脓碗许，喜饮食如常，以十全大补汤加贝母、远志、白蔹、续断，灸以附子饼，脓渐少，谨调护，岁余而愈。薛按

# 用香散药 二二

伍氏曰：气血闻香则行，闻臭则逆。大抵疮疡多因营气不从，逆于肉理，故郁聚为脓，得香散药则气流行，故当多服五香连翘汤、万金散、清心内固金粉散。凡疮本腥秽，又闻臭触

则愈甚。若毒气入胃则为咳逆，古人用此，可谓有理。且如饮食，调令香美则益脾土，养真元，保其无虞矣。

立斋曰：今人有疮疡，不审元气虚实，病之表里，病者多喜内消，而医者即用十宣散及败毒散、流气饮之类，殊不知十宣散虽有参、芪，然防风、白芷、厚朴、桔梗皆足以耗气，况不分经络、时令、气血多少而概用之乎！败毒散乃发表之药，果有表证，亦只宜一二服，多则元气反损，其毒愈盛，虽有人参，莫能补也，况非表证而用之乎？流气饮乃耗血之剂，果气结隔满，亦只宜二三服，多则血气愈伤。夫血气凝滞，多因荣卫气弱不能运行，岂可复用流气饮以益其虚？况诸经气血多寡不同，而流气饮通行十二经，则诸经皆为所损，反为败证，虽有芎归，亦难倚伏。若服之过度，则气虚血耗，何以成脓？苟不察其由而泛投克伐之剂，能无危乎？此三药者，其不可轻用亦明矣。河间云：凡疮只于一经，或兼二经者，只当求责其经，不可干扰余经也。

# 槐花酒 二三

槐花治湿退热之功最为神速，大抵肿毒非用蒜灸及槐花酒先去其势，虽用托里诸药，其效未必甚速，惟胃寒之人不可过用。

滁州于侍御，髀胻患毒痛甚，服消毒药其势未减，即以槐花酒一服，势遂大退，再以托里消毒之药而愈。王通府患发背十余日，势危脉大，先以槐花酒二服杀退其势，更以败毒散二剂，再以托里药数剂，渐溃。又用桑柴燃灸患处，每日灸良久，仍以膏药贴之，灸至数次，脓溃腐脱，以托里药加白术、陈皮，月余而愈。刘大尹发背六七日，满背肿痛，势甚危，与隔蒜灸百壮，饮槐花酒二碗，即睡觉，以托里消毒药十去五六，令以桑枝灸患处而溃，数日而愈。一上舍肩患疽，脉数，以槐花酒二服，势顿退，再与金银花、黄芪、甘草，十余服而平。薛按

# 忍冬酒 二四

忍冬酒治痈疽发背，初发时便当服此，不问疽发何处，或妇人乳痈，皆有奇效。如或处乡落贫家，服此亦便且效。仍兼以麦饭石膏及神异膏贴之，甚效。

一园丁患发背甚危，令取金银藤五六两捣烂，入热酒一盅，绞取酒汁温服，渣罨患处，四五服而平。彼用此药治疮，足以养身成家，遂弃园业。诸书云：金银花治疮疡，未成者即散，已成者即溃，有回生之功。一男子患脑痈，其头数多，痛不可忍，先服消毒药不应，更以忍冬酒服之，即酣睡，觉而势去六七，再四剂而消。又一男子所患尤甚，亦令服之，肿痛顿退，但不能平，加以黄芪、当归、瓜蒌仁、白芷、甘草节、桔梗，数剂而愈。一男子被鬼击，身有青痕作痛，以金银花煎汤，饮之即愈。本草谓此药大治五种飞尸，此其验也。

# 肿　疡 二五

立斋曰：肿高焮痛脉浮者，邪在表也，宜托之。肿硬痛深脉沉者，邪在里也，宜下之。外无焮肿，内则便利调和者，邪在经络也，当调营卫。焮肿烦躁，或咽干作渴者，宜降火；焮肿发热，或拘急，或头痛者，邪在表也，宜散之。大痛或不痛者，邪气实也，隔蒜灸之，更用解毒。烦躁饮冷，焮痛脉数者，邪在上也，宜清之。恶寒而不溃者，气虚兼寒邪也，宜宣而补之。焮痛发热，汗多大渴，便结谵语者，结阳证也，宜下之。不作脓，或熟而不溃者，虚也，宜补之。又曰：大抵痈肿之证，不可专泥于火为患，况禀有虚实及老弱不同，岂可概用寒凉之药？设若毒始聚，势不盛者，庶可消散。尤当推其病因，别其虚实，若概用凉药，必致误事。如脓将成，邪盛气实者，用消毒之剂先杀其毒，虽作脓不为大苦，溃亦不甚。若就用托里，必益其势，如脓将成不成及不溃者，方用托里。脓成势盛者针之，脓一出，诸证悉退矣。

丹溪曰：肿疡内外皆壅，宜以托里表散为主，如欲用大黄，宁无孟浪之非。溃疡内外皆虚，宜以补接为主，如欲用香散，未免虚虚之失。

愚意前论肿疡有云忌补宜下者，有云禁用大黄者，此其为说若异，而亦以证有不同耳。盖忌补者，忌邪之实也；畏攻者，畏气之虚也。即如肿疡多实，溃疡多虚，此其常也。然肿疡亦多不足，则有宜补不宜泻者；溃疡亦或有余，则有宜泻不宜补者，此其变也。或宜补，或宜泻，总在虚实二字。然虚实二字最多疑似，贵有定见。如火盛者，宜清者也；气滞者，宜行者也；既热且壅，宜下者也；无滞无壅，则不宜妄用攻下，此用攻之宜禁者也。至若用补之法，亦但察此二者。凡气道壅滞者不宜补，火邪炽盛者不宜温。若气道无滞，火邪不甚，或饮食二便清利如常，而患有危险可畏者，此虽未见虚证，或肿疡未溃，亦宜即从托补。何也？盖恐困苦日久，无损自虚，若能预固元气，则毒必易化，脓必易溃，口必易敛，即大羸大溃犹可望生。若必待虚证迭出，或既溃不能收敛，而后勉力支持，则轻者必重，重者必危，能无晚乎？此肿疡之有不足也，所系非细，不可不察。向余长男生在癸丑及乙卯五月，甫及二周而患背疽，初起时，背中忽见微肿，数日后按之，则根深渐阔，其大如碗，而皮色不变，亦不甚痛，至十余日，身有微热，其势滋甚，因谋之疡医，或云背疽，或云痰气，咸曰荤腥温补，一毫不可入口，乃投以解毒之药，一剂而身反大热，神气愈困，饮食不进矣。余危惧之甚，因思丹溪有云：痈疽因积毒在脏腑，当先助胃气为主，使根本坚固，而以行经活血佐之。又曰：但见肿痛，参之脉症虚弱，便与滋补，气血无亏，可保终吉。是诚确论也。因却前医，而专固元气以内托其毒，遂用人参三钱，制附子一钱，佐以当归、熟地、炙甘草、肉桂之属，一剂而饮食顿进，再剂而神彩如旧，抑何神也？由是弛其口腹，药食并进，十剂而脓成。以其根深皮厚，复用针出脓甚多，调理月余而愈。向使倾信庸流，绝忌温补滋味，专意解毒，则胃气日竭，毒气日陷，饮食不进，倘致透隔内溃，则万万不保矣。且此儿素无虚病，何敢乃尔？盖以其既属阴证，又无实邪，见有确真，故敢峻补脾肾，方保万全。呜呼！医之关系，皆是类也。因录此按，用告将来，以见肿疡溃疡，凡虚证未见，而但无实热壅滞可据者，便宜托补。如此则其受益于不识不知，有非可以言语形容者。新按

# 肿疡不足 二六

汪太夫人年逾八十，脑疽已溃，发背继生，头如粟米，脉大无力，此膀胱经湿热所致，然脉大无力，乃血气衰也，遂以托里消毒散，数服稍可，更加参、芪之剂，虽疮起而作渴，此气血虚甚，以人参、黄芪各一两，当归、熟地五钱，麦冬、五味各一钱，数服渴止而愈。此不有脏腑能言，气血能告，岂能省悟？病者至死皆归于命，深可哀也。又有患者气质素实，或有痰不服补剂，然不知脓血内溃，气血并虚，岂不宜补？余常治疮，阴用参、芪大补之剂，阳书败毒之名，与服之俱不中满，疮亦随效，虚甚者尚加姜、桂，甚至附子，未尝有不效也。薛按

# 溃 疡 二七

立斋曰：脓熟不溃者，阳气虚也，宜补之。瘀肉不腐者，宜大补阳气，更以桑木灸之。脓清或不敛者，气血俱虚，宜大补。脓后食少无睡，或发热者，虚也，宜补之。倦怠懒言，食

少不睡者，虚也，宜补之。寒气袭于疮口，不能收敛，或陷下不敛者，温补之。脉大无力或微涩者，气血俱虚也，峻补之。出血或脓多，烦躁不眠者，乃亡阳也，急补之。凡脓溃而清，或疮口不合，或聚肿不赤，肌寒肉冷，自汗色脱者，皆气血俱虚也，非补不可。凡脓血去多，疮口虽合，尤当补益，务使气血平复，否则更患他证，必难治疗也。又曰：大抵脓血大泄，当大补血气为先，虽有他证，以末治之。凡痈疽大溃，发热恶寒，皆属气血虚甚。若左手脉不足者，补血药当多于补气药；右手脉不足者，补气药当多于补血药，切不可发表。大凡痈疽，全藉血气为主，若患而不起，或溃而不腐，或不收敛，及脓少或清，皆血气之虚也，俱宜大补之，最忌攻伐之剂。亦有脓反多者，乃气血虚而不能禁止也。常见气血充实之人患疮者，必肿高色赤，易腐溃而脓且稠，又易于收敛。怯弱之人多不起发，不腐溃，及难于收敛，若不审察而妄投攻剂，虚虚之祸不免矣，及患后更当调养。若瘰疬流注之属，尤当补益也，否则更患他证，必难措治，慎之！又曰：溃疡气属气血俱虚，固所当补；若患肿疡而气血虚弱者，尤宜预补，否则虽溃而不敛矣。又凡大病之后，气血未复，多致再发；若不调补，必变为他证而危。或误以疮毒复发，反行攻伐，则速其不起，深可为戒也。又曰：若疮疡肿焮痛甚，烦躁脉大，则辛热之剂不但肿疡不可用，即溃疡亦可用也。

《太平圣惠方》云：凡痈疽脓溃之后，脉微涩迟缓者，邪气去而真气将复也，为易愈。若脉来沉细而直者，里虚而欲变证也。若脓血既去，则当脉静身凉，肿消痛息，如伤寒表证之得汗也。若反发热作渴，脉洪数者，此真气虚而邪气实也，死无疑矣。

# 溃疡有余 二八

溃疡有余之证，其辨有四：盖一以元气本强，火邪本盛，虽脓溃之后而内热犹未尽除，或大便坚实而能食脉滑者，此其形气病气俱有余，仍宜清利，不宜温补，火退自愈，亦善证也；一以真阴内亏，水不制火，脓既泄而热反甚、脉反躁者，欲清之则正气以虚，欲补之则邪气愈甚，此正不胜邪，穷败之证，不可治也；一以毒深而溃浅者，其肌腠之脓已溃，而根盘之毒未动，此乃假头，非真溃也，不得遽认为溃疡而概施托补，若误用之，则反增其害，当详辨也；又有一种，元气已虚，极似宜补，然其禀质滞浊，肌肉坚厚，色黑而气道多壅者，略施培补，反加滞闷，若此辈者，真虚既不可补，假实又不可攻，最难调理，极易招怨，是亦不治之证也。总之，溃疡有余者十之一二，故溃疡宜清者少；肿疡不足者十常四五，故肿疡宜补者多，此亦以痈疽之危险，有关生死者为言，故贵防其未然也。至若经络浮浅之毒，不过肿则必溃，溃则必收，又何必卷卷以补泻为辨也，观者审之。

一男子年逾三十，腹患痈肿，脉数喜冷。齐氏云：疮疡肿起坚硬，疮疽之实也。河间云：肿硬木闷，烦躁饮冷，邪气在内也，遂用清凉饮倍加大黄，三剂稍缓；次以四物汤加芩、连、山栀、木通，四剂遂溃；更以十宣散去参、芪、肉桂，加金银花、天花粉，渐愈。彼欲速效，自服温补药，遂致肚腹俱肿，小便不利，仍以清凉饮治之，脓溃数碗，再以托里药而愈。赵宜人年逾七旬，患鬓疽已溃，焮肿甚痛，喜冷脉实，大便秘涩。东垣曰：烦躁饮冷，身热脉大，精神昏闷者，皆脏腑之实也。遂以清凉饮一剂，肿痛悉退，更以托里消毒药三十余剂而平。若谓年高溃后，投以补剂，实实之祸不免矣。薛按

# 溃疡作痛 二九

立斋曰：脓出而反痛者，虚也，宜补之；脉数虚而痛者，属虚火，宜滋阴；脉数实而痛者，邪气实也，宜泄之；脉实便秘而痛者，邪在内也，宜下之；脉涩而痛者，气血虚寒也，温补之。大抵疮之始作也，先发为肿，气血郁积，蒸肉为脓，故多痛；脓溃之后，肿退肌宽，痛必渐减。若反痛者，乃虚也，宜补之。亦有秽气所触者，宜和解之；风寒所逼者，宜温散之。

丁兰年二十余，股内患毒日久，欲求内消。诊其脉滑数，知脓已成，因气血虚不溃，遂刺之，脓出作痛，以八珍汤治之，少可。但脓水清稀，更以十全大补汤加炮附子五分，数剂渐愈。仍服十全大补汤三十余剂而痊。一僧股内患肿一块，不痛不溃，治以托药，二十余剂脓成，刺之作痛。余谓：肿而不溃，溃而反痛，此气血虚甚也，宜峻补之。彼云气无补法，余谓正气不足，不可不补，补之则气化而痛邪自除，遂以参、芪、归、术、熟地黄治之，两月余而平。薛按

# 溃疡发热 附恶寒三十

用手摸热有三法：以轻手扪之则热，重按之则不热，是热在皮毛血脉也；重按之至筋骨之分则热，蒸手极甚，轻手则不热，是邪在筋骨之间也；不轻不重按之而热，是热在筋骨之上、皮毛血脉之下，乃热在肌肉也。

仲景曰：脉虚则血虚，血虚生寒，阳气不足也。寸口脉微为阳不足，阴气上入阳中则洒淅恶寒。尺脉弱为阴不足，阳气下陷入阴中则发热也。

王氏曰：病热而脉数，按之不鼓动，乃寒盛格阳而致之，非热也；形证似寒，按之而脉气鼓击于指下盛者，此为热甚拒阴而生病，非寒也。

东垣曰：发热恶热，大渴不止，烦躁肌热，不欲近衣，或目痛鼻干，但脉洪大，按之无力者，非白虎汤证也，此血虚发躁，当以当归补血汤主之。又有火郁而热之证，如不能食而热，自汗气短者，虚也，当以甘寒之剂泻热补气。如能食而热，口舌干燥，大便难者，当以辛苦大寒之剂下之，以泻火保水。又曰：昼则发热，夜则安静，是阳气自旺于阳分也；昼则安静，夜则发热烦躁，是阳气下陷入阴中也，名曰热入血室；昼夜发热烦躁，是重阳无阴也，当亟泻其阳，峻补其阴。

立斋曰：脉浮或弱而热或恶寒者，阳气虚也，宜补气；脉涩而热者，血虚也，宜补血。脉浮数发热而痛者，邪在表也，宜散之；脉沉数发热而痛者，邪在里也，当下之。午前热者，补血为主；午后热者，补气为主。左手脉小于右手而热者，用血药多于气药；右手脉小于左手而热者，用气药多于血药。

# 发热烦躁 三一

王太仆曰：大寒而甚，热之不热，是无火也，当治其心；大热而甚，寒之不寒，是无水也；热动复止，倏忽往来，时动时止，是无水也，当补其肾。故心盛则生热，肾盛则生寒；肾虚则寒动于中，心虚则热收于内。又热不胜寒，是无火也；寒不胜热，是无水也。夫寒之不寒，责其无水；热之不热，责其无火。热之不久，责心之虚；寒之不久，责肾之弱。治者当深味之。

立斋曰：疮疡发热烦躁，或出血过多，或脓溃大泄，或汗多亡阳，或下多亡阴，以致阴血耗散，阳无所依，浮散于肌表之间而非火也。若发热无寐者，血虚也，用圣愈汤。兼汗不止，气虚也，急用独参汤。发热烦躁，肉瞤筋惕，血气俱虚也，用八珍汤。大渴面赤，脉洪大而虚，阴虚发热也，用当归补血汤。肢体微热，烦躁面赤，脉沉而微，阴盛发躁也，用四君加姜附。

# 作　呕 三二

立斋曰：喜热恶寒而呕者，宜温养胃气；脉细肠鸣，腹痛滑泻而呕者，宜托里温中；喜寒恶热而呕者，宜降火；脉实便秘而呕者，宜泻火。若不详究其源而妄用攻毒之药，则肿者不能溃，溃者不能敛矣。虽丹溪曰：肿疡时呕，当作毒气攻心治之；溃疡时呕，当作阴虚补之。殊不知此大概之言耳，况今之热毒内攻而呕者，十才一二；脾胃虚寒，或痰气而呕者，十居八九，故不可执以为言也。又曰：凡痈疽肿赤，痛甚烦躁，脉实而呕者，为有余，当下之；若肿硬不溃，脉弱而呕者，乃阳气虚弱，当补之。若呕吐少食者，乃胃气虚寒，当温补脾胃；若痛伤胃气，或感寒邪秽气而呕者，虽在肿疡，当助胃壮气。若妄用攻伐，多致变证不治。

薛氏《枢要》曰：疮疡作呕，不可泥于热毒内攻而概用败毒等药。如热甚焮痛，邪气实也，仙方活命饮解之；作脓焮痛，胃气虚也，托里消毒散补之；脓熟胀痛，气血虚也，先用托里散，后用针以泄之；焮痛便秘，热壅于内也，内疏黄连汤导之；若因寒药伤胃而呕者，托里健中汤；胃寒少食而呕者，托里益中汤；中虚寒淫而呕者，托里温中汤；肝木乘脾而呕者，托里抑清汤；胃脘停痰而呕者，托里清中汤；脾虚自病而呕者，托里益黄汤；郁结伤脾而呕者，托里越鞠汤。又曰：大凡诸疮作呕，若饮冷便秘，是热毒也，黄连消毒散解之；饮冷便实，是胃火也，竹叶石膏汤清之；懒食饮汤，是谓虚也，补中益气汤补之；大便不实，喜饮热汤之脾胃虚寒也，六君加炮姜以温之。常见脾胃虚弱者，用前散反心膈阴冷致呕，而喉舌生疮，乃肾水枯涸，虚火炎上也，其证甚恶，急用加减八味丸，亦有得生者。

热毒作呕证：如刘贵患腹痛，焮痛烦躁，脉实作呕。河间云：疮疡者，火之属，须分内外以治其本。若脉沉实者，先当疏其内，以绝其源。又曰：呕哕心烦，脉沉而实，肿硬木闷，或皮肉不变，邪气在内，宜用内疏黄连汤治之。然作呕脉实，毒在内也，遂以前汤通利二三行，诸证悉去，更以连翘消毒散而愈。金台王时亨年逾四十，患臂毒焮痛作呕，服托里消毒药愈甚，余用凉膈散，二剂顿退，更以四物汤加芩、连，四剂而消。薛按

胃寒作呕证：如顾浩室人，年逾四十，患发背，治以托里药而溃，忽呕而疮痛，胃脉弦紧，彼以为余毒内攻。东垣云：呕吐无时，手足厥冷，脏腑之虚也。丹溪云：溃后发呕不食者，湿气侵于内也。又云：脓出而反痛，此为虚也。今胃脉弦紧，木乘土位，其虚明矣。余欲以六君子汤加酒炒芍药、砂仁、藿香治之，彼自服护心散，呕愈甚。复邀治，仍用前药，更以补气血药，两月而愈。大抵湿气内侵，或感秽气而作呕者，必喜温而脉弱；热毒内攻而作呕者，必喜凉而脉数，必须辨认明白。亦有大便不实，或腹痛，或膨胀，或呕吐，或吞酸嗳腐，此皆肠胃虚寒也，以理中汤治之。如不应，加熟附子二三片。余尝饮食少思，吞酸嗳腐，诸药不应，惟服理中汤及附子理中丸有效。盖此证皆因中气虚寒，不能运化郁滞所致，故用温补之剂，使中气温和，自无此证矣。张生患漆疮作呕，由中气虚弱，漆毒侵之，余以六君子汤加砂仁、藿香、酒炒芍药治之，彼不信，另服连翘消毒散，呕果甚，复邀治，仍以前药，外用麻油调铁锈末涂之而愈。薛按

戴氏曰：如恶心者，无声无物，欲吐不吐，欲呕不呕，虽曰恶心，实非心经之病，皆在胃口上，宜用生姜，盖能开胃豁

痰也。名元礼，南院使

# 作　渴 三三

李氏曰：人病疽多有愈后发渴而不救者，十有八九。或先渴而后患疽者，尤为难治，急用加减八味丸可免前患。若疽安而渴者，服此丸则渴止；疽安而未渴者，预服此丸则永不生渴；或未发疽而先发渴者，服此不惟渴止，且疽亦不作，气血加壮，真神剂也。又曰：痈疽已安之后，或未安之际，口舌燥黄如鸡内金者，乃肾水枯竭，心火上炎，此证最恶。古人云：玉华池竭七庙亡。若误投以丹药，则祸在反掌，急用加减八味丸、桑枝煎、五味子汤以滋补之。又云：一贵人病疽，未安而渴作，一日饮水数升，余以加减八味丸治之，诸医大笑云：此能止渴，我辈当不复业医。皆用木瓜、紫苏、乌梅、人参、茯苓、百药煎等剂，服多而渴愈甚。不得已用此药，三日渴止，久服遂不复渴，饮食加倍，健于少壮。盖此药非出鄙见，自为儿时闻先君言，有人病渴用渴药，累年不愈，一名医使服此药，降心火，生肾水为最。家藏此方，亲用尝验，患者当知所鉴。详《外科精要》。

马益卿曰：痈疽作渴，乃气血两虚，宜用参、芪以补气，当归、地黄以养血。或用黄芪六一汤，或用忍冬丸。其方以忍冬藤入瓶内，加无灰酒，微火煨一宿，取出晒干，少加甘草，俱为末，仍用余酒调糊为丸，桐子大，每服百余丸，温酒下。兼治五痔诸瘿气。

立斋曰：尺脉大或无力而渴者，宜滋阴降火；上部脉沉实而渴者，宜泻火；上部脉洪数而渴者，宜降火；胃脉数而渴者，宜清胃火；气虚不能生津液而渴者，宜补中气；脉大无力或微弱而渴者，宜补气血；脓血大泄，或疮口出血而渴者，宜大补气血，如不应，急用独参汤。

薛氏《枢要》曰：疮疡作渴，若焮肿发热，便利调和者，上焦热也，用竹叶石膏汤；肿痛发热，大便秘涩者，内脏热也，用四顺清凉饮；焮肿痛甚者，热毒蕴结也，用仙方活命饮；漫肿微痛者，气血虚壅也，用补中益气汤；若胃火消烁而津液短少者，用竹叶黄芪汤；若胃气虚弱不生津液者，用补中益气汤；若胃气受伤，内无津液者，用七味白术散；若肾水干涸作渴，或口舌干燥者，用加减八味丸。或先口干作渴，小便频数，而后患疽，或疽愈后作渴饮水，或舌黄干硬，小便数而疽生者，尤其恶也。苟能逆知其因，预服加减八味丸、补中益气汤以滋化源，可免是患。《心法》曰：余治疮疡作渴，不问肿溃，但脉数发热而渴，以竹叶黄芪汤治之。脉不数，不发热，或脉数无力而渴，或口干，以补中益气汤。若脉数而便秘，以清凉饮。若尺脉洪大，按之无力而渴，以加减八味丸。若治口燥舌黄，饮水不歇，此丸尤效。

# 泻 痢 三四

立斋曰：疮疡大便泄泻，或因寒凉克伐，脾气亏损；或因脾气虚弱，食不克化；或因脾虚下陷，不能升举；或因命门火衰，不能生土；或因肾经虚弱，不能禁止；或因脾肾虚寒，不能司职。所主之法：若寒凉伤脾，六君加木香、砂仁，送二神丸；脾虚下陷，用补中益气送二神丸；命门火衰，用八味丸料送四神丸；肾虚不禁，用姜附汤加吴茱萸、五味；脾肾虚寒，用参附汤送四神丸。《病机》云：脉沉而细，身不动作，睛不了了，饮食不下，鼻准气息者，姜附汤主之。身重四肢不举者，参附汤主之。仲景云：下痢肠鸣，当温之。脉迟紧痛未止，当温之。大孔痛，当温之。心痛，当救里，可与理中、附子、四逆辈。《精要》云：痈疽呕泻，肾脉虚者不治。凡此难治之证，如按前法治之，多有可生者。

御医王彭峰之内，年逾四十，背疽不起发，泄泻作呕，食少厥逆，脉息如无，属阳气虚寒，用大补剂加附子、姜、桂，不应，再加附子二剂，泻愈甚；更以大附子、姜、桂各三钱，参、芪、归、术各五钱，作一剂，腹内始热，呕泻乃止，手足渐温，脉息遂复；更用大补而溃，再用托里而敛。十年后，仍患脾胃虚寒而殁。薛按

# 大便秘结 三五

立斋曰：疮疡大便秘结，若作渴饮冷，其脉洪数而有力者，属实火，宜用内疏黄连汤。若口干饮汤，其脉浮大而无力者，属气虚，宜用八珍汤。若肠胃气虚血燥而不通者，宜用十全大补汤培养之。若疮证属阳，或因入房伤肾而不通者，宜用前汤加姜、附回阳，多有得生者。若饮食虽多，大便不通，而

肚腹不胀者，此内火消烁，切不可通之。若肚腹痞胀而直肠干涸不通者，宜用猪胆汁导之。若误行疏利，复伤元气，则不能溃敛。经曰：肾开窍于二阴。藏精于肾，津液润则大便如常。若溃疡有此，因气血亏损，肠胃干涸，当大补为善。设若不审虚实，而一于疏利者，鲜有不误。若老弱或产后而便难者，皆气血虚也，猪胆汁最效，甚者多用之。更以养血气药助之，万不可妄行攻伐。

居宾鸥仲夏患发背，黯肿尺余，皆有小头如铺粟状，四日矣，此真气虚而邪气实也。遂隔蒜灸之，服活命饮二剂，其邪顿退，乃纯补其真阴，又将生脉散以代茶饮，疮邪大退。余因他往，三日复视之，饮食不入，中央肉死，大便秘结，小便赤浊。余曰：中央肉死，毒气盛而脾气虚也；大便不通，肠虚而不能传送也；小便赤浊，脾虚而火下陷也，治亦难矣。彼始云：莫非间断补药之过也？余曰：然。乃急用六君子加当归、柴胡、升麻，饮食渐进，大便自通。外用乌金膏涂中央三寸许，四围红肿渐消，中央黑腐渐去，乃敷当归膏，用地黄丸与前药间服，将百剂而愈。薛按

# 小便淋涩不利 三六

立斋曰：疮疡小便淋漓频数，或茎中涩者，肾经亏损之恶证也，宜用加减八味丸以补阴。足胫逆冷者，宜用八味丸以补阳。若小便频而黄者，宜用四物汤加参、术、麦门、五味以滋肺肾。若小便短而少者，宜用补中益气加山药、麦门、五味以

补脾肺。若热结膀胱而不利者，宜用五淋散以清热。若脾气燥热而不能化者，宜用黄芩清肺饮以滋阴。若膀胱阴虚，阳无以生者，宜用滋肾丸；若膀胱阳虚，阴无以化者，宜用六味地黄丸。肾虚之患，多传此证，非滋化源则不救。若用黄柏、知母反泻其阳，是速其危也。若老人阴痿思色，精气内败，茎中痛而不利者，用加减八味丸加车前子、牛膝；不应，更加附子，多有复生者。若精已竭而复耗之，大小便中牵痛，愈痛则愈便，愈便则愈痛，以前药加附子，亦有复生者。王太仆云：无阴则阳无以化，无阳则阴无以生，当滋其化源。若专用淡渗，复损真阴，乃速其危也。

# 发　痉 三七

立斋曰；疮疡发痉，因气血亏损，或为外邪所搏，或内虚郁火之致。其形则牙关紧急，四肢劲强，或腰背反张，肢体抽搐。其有汗而不恶寒者曰柔痉，风能散气，故有汗也；其无汗而恶寒者曰刚痉，寒能涩血，故无汗也。皆由亡血过多，筋无所养，故伤寒汗下过多，与溃疡产后多患之，乃败证也。若大补气血，多有可治者，若作风治，速其危矣。

痉论法俱详见《杂证谟》十二卷痉证门，所当参阅。

# 无　寐 三八

立斋曰：疮疡溃后无寐，发热烦躁，血虚也，圣愈汤；自

汗不止，无寐，气虚也，四君加黄芪、五味子；发热烦躁，肉
瞤筋惕，气血虚也，八珍汤。大渴面赤，脉洪大而浮，阴虚发
热也，当归补血汤；肢体微热，烦躁面赤，脉沉微，阴盛发躁
也，四君加姜、附。

# 疮疡出血 三九

立斋曰：疮疡出血，因五脏之气亏损，虚火动而错经妄行
也，当求其经、审其因而治之。若肝热而血妄行者，宜四物加
炒山栀、芩、术、丹皮；肝虚而不能藏血者，六味地黄丸；心
虚而不能主血者，四物加炒黄连、丹皮、芩、术；脾虚热而不
能统血者，四君子加炒栀子、丹皮。若脾经郁结，用归脾汤加
五味子。脾肺气虚，用补中益气汤加五味子。气血俱虚，用十
全大补汤。阴火动者，用六味丸加五味子。大凡失血过多，见
烦热发渴等证，勿论其脉急，用独参汤以补气。经云：血生于
气，苟非参、芪、归、术甘温等剂，以生心肝之血，决不能
愈。若发热脉大者不治。凡患血证，皆当以犀角地黄汤为主。

# 戒忌调护 四十

李氏云：病疽之人，当戒酒面、炙煿、腌腊、生冷、油
腻、鸡鹅、鱼腥之类。若起居七情，尤当深戒，务令卧室洁净
馨香，使气血流畅。仍忌僧道孝子，产妇经妇，及鸡犬猫畜之

类。若背疽难于隐几，宜用绿豆十斗作一袋，隐伏其上，以解
毒凉心也。又曰：大凡脏腑已利，疮毒已溃，气血既虚，最当
调护。若发热而服凉药，无不致祸。

立斋曰：绿豆性寒，主丹毒烦热，风疹，或金石所发，实
热烦渴，饮食如常，证属纯阳者，极宜用之，否则不可轻用
也。又曰：疮疡食肉，乃自弃也。疮疡之毒，发于营气，今反
助之，与自弃何异？虽用药施治，亦不能愈。

东垣云：胃为五脏之根本，胃气一伤，诸证皆虚，七恶蜂
起，可不慎哉？

愚按：疮疡当忌荤腥，然以愚见言之，则惟热火证及疔毒
阳痈，则毫不可犯，宜切慎也。至若营卫大虚而毒不能化，肉
不能长，凡宜温宜补等证，岂亦不宜滋补乎？故古人号黄芪为
羊肉，则既宜黄芪，未有不宜羊肉者。惟猪肉、牛肉、醇酒，
及伤脾助湿等物，则不可不忌。

# 阴阳证变 四一

太监刘关患发背，肿痛色紫，诊其脉息沉数。陈良甫云：
脉数发热而痛者，发于阳也，且疮疡赤甚则紫，即火极似水
也。询之，尝服丹石药半载，乃积温成热所致。遂以内疏黄连
汤，再服稍平；更用排脓消毒药及猪蹄汤、太乙膏而愈。经
曰：色与脉当相参应，治之者在明亢害承制之理、阴阳变化之
机焉耳。举人潘光甫，年四十，患脑疽焮肿，诊其脉沉静。余
谓此阳证阴脉，断不起，已而果然。盖疮疡之证虽属心火，尤

当分表里虚实，果元气充实，内有实火者，寒剂或可责效。若寒凉过度，使胃寒脾弱，阳证变阴，或结而不溃，溃而不敛，阴阳乖戾，水火交争，死无日矣。<sub>薛按</sub>

## 论列方 外科上

参附汤<sub>补三七</sub>

姜附汤<sub>热三二外三三</sub>

托里散<sub>外四三</sub>

四君子汤<sub>补一</sub>

八珍汤<sub>补十九</sub>

独参汤<sub>补三五</sub>

六君子汤<sub>补五</sub>

四物汤<sub>补八</sub>

圣愈汤<sub>补九十</sub>

理中汤<sub>热一</sub>

归脾汤<sub>补三二</sub>

六味丸<sub>补百二十</sub>

回阳汤<sub>外三七</sub>

滋肾丸<sub>寒一六三</sub>

八味丸<sub>补一二二</sub>

护心散<sub>外七二</sub>

败毒散<sub>散三六</sub>

二神丸<sub>热百五十</sub>

冲和汤<sub>外二四</sub>

清凉饮<sub>外九十</sub>

# 发 背 四二

发背属督脉、膀胱经。凡阴虚火盛，或醇酒厚味，或郁怒房劳，或丹石热毒，皆能致之。若肿赤痛甚，脉洪数而有力者，热毒之证也，为易治；若漫肿微痛，色黯作渴，脉虽洪数而无力者，阴虚之证也，为难治；若不肿不痛，或漫肿色黯，脉微细者，阳气虚甚也，尤为难治。大抵发背之证，其名虽多，总惟阴阳二证为要。若发一头或二头，其形焮赤肿高，发热疼痛，头起者为痛，属阳，易治；若初起一头如粟，不肿不赤，闷痛烦躁，大渴便秘，睡语咬牙，四五日间，疮头不计其数，疮口各含如粟，形如莲蓬，故名莲蓬发，积日不溃，按之流血，至数日或八九日，其头成片，所含之物俱出，通结一衣，揭去又结，其口共烂为一疮，其脓内攻，其色紫黯者为疽，属阴，难治。且此证不可大痛，又不可不痛，若见烦闷者多不治。总之，疮疡虽云属火，然未有不由阴虚而致者。故经云：督脉经虚，从脑而出；膀胱经虚，从背而出，故不可专泥于火。

陈良甫曰：背疽之源有五：一天行，二瘦弱气滞，三怒气，四肾气虚，五饮冷酒，食炙煿，服丹药。

立斋曰：大抵发背之证，虽发热疼痛，形势高大，烦渴不宁，但得脉息有力，饮食颇进，可保无虞，其脓一溃，诸证悉退。多有因脓不得外泄以致疼痛，若用败毒寒药攻之，反致误事。若有脓，急针之，脓一出，苦楚即止。脓未成而热毒作痛者，可用解毒之药。亦有腐溃尺余者，若无恶证，则投以大补之剂，肉最易生，亦无所妨。惟忌肿不高，色不赤，不焮痛，脉无力，不饮食，肿不溃，腐不烂，脓水清或脓多不止，皆属元气虚也，为难治，宜峻补之。其或脓血既泄，肿痛尤甚，脓水臭败，烦躁时嗽，腹痛渴甚，泻利无度，小便如淋，乃恶证也，皆不可治。

又，灸法曰：余常治发背，不问日期、阴阳、肿痛，或不痛，或痛甚，但未成脓，或不溃者，即与灸之，随手取效。或麻木者，明灸之，毒气自然随火而散。或疮头如黍者，灸之不效。亦有数日色尚微赤，肿尚不起，痛不甚，脓不作者，尤宜多灸，勿拘日期，更服甘温托里药，切忌寒凉之剂。其有势未定者，或先用箍药围之，若用乌金膏点患处尤妙。凡人初觉发背，赤热肿痛，莫辨其头者，但以湿纸覆其上，立候视之，其纸有先干处，即是结痈头也，取大蒜切成片如二三钱厚薄，安于头上，用大艾炷灸之，三壮换一蒜片，痛者灸至不痛，不痛灸至痛时方止。最要早觉早灸为上，一日二日，十灸十活，三日四日六七活，五日六日三四活，过七日则难为力矣。若有十数头作一处生者，即用大蒜研成膏，作薄饼铺头上，聚艾于蒜饼上烧之，亦能活也。若背上初发赤肿一片，中间有一片黄粟米头子，便用独蒜切去两头，取中间半寸厚者，正安于疮上，灸十四壮，多至四十九壮。盖如此恶证，惟隔蒜灸及涂乌金膏有效。

又，治法曰：肿硬痛深脉实者，邪在内也，可下之；肿高焮痛脉浮者，邪在表也，宜托之；焮痛烦躁，或咽干，火在上也，宜泻之；肿高或不作脓者，邪气凝结也，宜解之；肿痛饮冷，发热睡语者，火也，宜清之；不作脓，或不溃不敛者，阳气虚也，宜补之；瘀肉不腐，或积毒不解者，阳气虚也，宜助阳气；脓多或清者，气血俱虚也，宜峻补之；脉浮大或涩而肌肉迟生者，气血俱虚也，宜补之；右关脉弱而肌肉迟生者，宜补脾胃。

又，诸毒治法曰：如头痛有表证者，宜先服人参败毒散一二剂。如焮痛发热脉数者，用金银花散、槐花酒、神功托里散。如疼痛肿硬脉实者，以清凉饮、仙方活命饮、苦参丸。肿硬木闷，疼痛发热，烦躁饮冷，便秘脉沉实者，内疏黄连汤或清凉饮。大便已通，欲其作脓，宜仙方活命饮、托里散、蜡矾丸，外用神异膏。如饮食少思，或不甘美，用六君子汤加藿香，连进三五剂，更用雄黄解毒散洗患处，每日用乌金膏涂疮口处，俟有疮口，即用纸作捻，蘸乌金膏纴入疮内。若有脓为脂膜间隔不出，或作胀痛者，宜用针引之，腐肉堵塞者去之。若瘀肉腐动，用猪蹄汤洗之。如脓稠或痛，饮食如常，瘀肉自腐，用消毒与托里药相兼服之，仍用前二膏涂贴。若腐肉已离好肉者，宜速去之。如脓不稠不稀，微有疼痛，饮食不甘，瘀肉腐迟，更用桑柴灸之，亦用托里药。若瘀肉不腐，或脓清稀不焮痛者，急服大补之剂，亦用桑木灸之，以补接阳气，解散郁毒。常观患疽稍重未成脓者，不用蒜灸之法，及脓熟不开，或待腐肉自去，则多致不救。大抵气血壮实，或毒少轻者，可假药力，或自腐溃。若怯弱之人，热毒中隔，内外不通，不行针灸，药无全功矣。此证若脓已成，急宜开之，否则重者溃通脏腑，腐烂筋骨，若使透膈则不可治；轻者延溃良肉，难于收功，因而不敛者多矣。

又，诸补治法曰：若肿焮作痛，寒热作渴，饮食如常，此形气病气俱有余也，先用仙方活命饮，后用托里消毒散解之。漫肿微痛，或色不赤，饮食少思，此形气病气俱不足也，用托里散调补之。不作脓或脓成不溃，阳气虚也，托里散倍加肉桂、参、芪。脓出而反痛，或脓清稀，气血俱虚也，八珍汤。恶寒形寒或不收敛，阳气虚也，十全大补汤。晡热内热或不收敛，阴血虚也，四物加参、术。作呕欲呕或不收敛，胃气虚也，六君加炮姜。食少体倦或不收敛，脾气虚也，补中益气汤加茯苓、半夏。肉赤而不敛，血热也，四物加山栀、连翘；肉白而不敛，脾虚也，四君加酒炒芍药、木香；小便频数者，肾阴亏损也，加减八味丸。大抵疮毒势甚，若妄用攻剂，怯弱之人必损元气，因而变证者众矣。

又，三证治法曰：若初患未发出而寒热疼痛、作渴饮冷，此邪气内蕴也，仙方活命饮；若口干饮热，漫肿微痛，此元气内虚也，托里消毒散；若饮食少思，肢体倦怠，此脾胃虚弱也，六君子汤，如未应，加姜、桂。其有死者，乃邪气盛、真气虚而不能发出也，在于旬余之间见之；若已发出，用托里消毒散，不腐溃，用托里消毒散，如不应，急宜温补脾胃。其有死者，乃真气虚而不能腐溃也，在于二旬之间见之；若已腐溃，用托里散以生肌，如不应，急温补脾胃。其有死者，乃脾气虚而不能收敛也，在于月余见之。此三证虽不见于经籍，余尝治而历验者。

《千金方》灸法：治发背已溃未溃者。用淡豆豉以水和捣成硬泥，依肿大小作饼，三四分厚，如已有疮孔，勿置疮孔上，但四布豆饼，列艾其上灸之，使微热，勿令破肉，如热痛急，少起之，日灸二度，如先有疮孔，孔出汁即瘥。

一验透膜法：凡背疽大溃，欲验穿透内膜者，不可用皂角散嚏法，但以纸封患处，令病者用意呼吸，如纸不动者，未穿透也。倘用取嚏法鼓动内膜，则反致穿透，慎之，慎之！

都宪周弘冈背患疽，肿而不溃，脉大而浮，此阳气虚弱而邪气壅滞也，用托里散倍加参芪；反内热作渴，脉洪大鼓指，此虚火也，用前散急加肉桂，脉症顿退，仍用托里而愈。若以为热毒而用寒药则误矣。上舍张克恭患此，内服外敷皆寒凉败毒，遍身作痛，欲呕少食，晡热内热，恶寒畏寒。余曰：遍身作痛，营卫虚而不能营于肉里也；欲呕少食，脾胃虚寒而不能消化饮食也；内热晡热，阴血内虚而阳气陷于阴分也；恶寒畏寒，阳气虚弱而不能卫于肌肉也，此皆由脾胃之气不足所致，遂用补中益气汤，诸证渐退；更以十全大补汤，腐肉渐溃；又以六君子汤加芎归，肌肉顿生而愈。府庠彭碧溪患腰疽，服寒凉败毒之药，色黯不痛，疮头如铺黍，背重不能安寝，耳聩目白，面色无神，小便频涩，作渴迷闷，气粗短促，脉浮数重按如无，余先用滋水之药一剂，少顷，便利渴止，背即轻爽，乃砭出瘀血，以艾半斤许明灸患处，外敷乌金膏，内服参、芪、归、术、肉桂等药，至数剂，元气稍复。自疑肉桂辛热，一日不用，手足并冷，大便不禁，仍用肉桂及补骨脂二钱，肉豆蔻一钱，大便复常，其肉渐溃，更用当归膏以生肌肉，八珍汤以补气血而愈。上舍蔡东之患此，余用托里之药而溃，疮口尚未全敛，时值仲冬，且兼咳嗽。余曰：疮口未敛，脾气虚也；咳嗽不止，肺气虚也，法当补其母。一日与之同宴，见忌羊肉，余曰：补可以去弱，人参、羊肉之类是也，最宜食之。遂每日不撤，旬余而疮敛，嗽亦顿愈矣。一男子年逾五十，患发背，色紫肿痛，外皮将溃，寝食不安，神思甚疲，用桑柴灸患处出黑血，即鼾睡，觉而诸证如失，服仙方活命饮二剂，又灸一次，脓血皆出，更进二剂，肿痛大退，又服托里消毒散数剂而敛。夫疮势炽甚，本宜峻剂攻之，但年老血气衰弱，况又发在肌表，若专于攻毒，则胃气先损，必反误事。<sub>俱薛按</sub>

余长男于二周患背疽，治按在肿疡条中。<sub>新按</sub>

## 论外通用方

神仙熏照法<sub>外一二三</sub>

# 脑　疽 <sub>四三</sub>

立斋曰：脑疽属膀胱经积热，或湿毒上壅，或阴虚火炽，或肾水亏损，阴精消涸所致。若肿痛未作脓者，宜除湿消毒。大痛或不痛，或麻木者，毒甚也，隔蒜灸之，更用解毒药。肿痛便秘者，邪在内也，宜泄之。不甚痛或不作脓者，虚也，托里为主。脓成胀痛者，针之，更以托里。上部脉数实而痛者，宜降火；上部脉数虚而痛者，宜滋阴降火为主。尺部脉数而作渴者，滋阴降火。脉数而虚细无力，或脓清，或不敛，或脓多者，大补血气。不作脓或不溃者，托里药主之。烦躁饮冷，脉实而痛者，宜泻火。

又，治法曰：初起肿赤痛甚，烦渴饮冷，脉洪数而有力，乃湿热上壅，当用黄连消毒散，并隔蒜灸以除湿热。若漫肿微痛，渴不饮冷，脉洪数而无力，乃阴虚火炽，当用六味丸及补中益气汤以滋化源。若口舌干燥，小便频数，或淋漓作痛，乃肾水亏损，急用加减八味丸及前汤，以固根本而引火归经。若不成脓，不腐溃，阳气虚也，四君加归芪。若不生肌，不收敛，脾气虚也，十全大补汤。若色黯不溃，或溃而不敛，乃阴精消涸，名曰脑烁，为不治。若攻补得宜，亦有可愈。大凡肿焮痛甚，宜活命饮，隔蒜灸之，以解散瘀血，拔引郁毒，但艾炷宜小而少。若欲其成脓腐溃，生肌收敛，并用托里为主。

李氏曰：脑疽及颈项有疽，不可用隔蒜灸，恐引毒上攻，宜灸足三里穴五壮，气海穴三七壮，仍服凉血化毒之药，或以骑马穴法灸之。凡头项咽喉生疽，古法皆为不治，若用此法，多有生者。如五香连翘、漏芦等汤，国老膏、万金散皆可选用。见《外科精要》

一老人患此，色赤肿痛，脉数而有力，与黄连消毒散，二剂少退，更与清心莲子饮四剂而消。一男子肿痛脉数，以荆防败毒散二剂而痛止，更以托里消毒药而消。一男子焮肿疼痛，发热饮冷，脉洪数，与凉膈散二剂而痛止，以金银花散四剂而溃，更以托里药而愈。一老妇禀壮实，溃而痛不止，脉实便秘，以清凉饮二剂而痛止，更以托里消毒药而愈。一妇人冬间患此，肿痛热渴，余用清热消毒，溃之而愈。次年三月，其舌肿大，遍身发疔如葡萄，不计其数，手足尤多，乃脾胃受毒也，先各刺出黑血，随服夺命丹七粒，出鼻汗，疮热益甚，便秘二日；与大黄、芩、连各三钱，升麻、白芷、山栀、薄荷、连翘各二钱，生甘草一钱，水煎三五沸，服之，大小便出臭血甚多，下体稍退；乃磨入犀角汁，再服，舌本及齿缝出臭血，诸毒乃消；更以犀角地黄汤而愈。一妇人患前证，口干舌燥，内服清热，外敷寒凉，色黯不罨，胸中气噎，此内真寒而外假热也。彼疑素有痰火，不欲温补，余以参、芪各五钱，姜、桂各二钱，一剂顿溃，又用大补药而愈。一男子头项俱肿，虽大溃肿痛益甚，兼作泻，烦躁不睡，饮食少思，其势可畏，诊其脉，则毒尚在，与仙方活命饮，二剂肿痛退半；与二神丸及六君子汤加五味子、酸枣仁，四剂诸证少退，饮食少进，睡亦少得；又与参苓白术散数服，饮食顿进；再与十全大补汤加金银花、白芷，月余而瘥。<sub>薛按</sub>

# 耳疮 四四

立斋曰：耳疮属少阳三焦经，或足厥阴肝经血虚风热，或肝经燥火风热，或肾经虚火等因。若发热焮痛，属少阳厥阴风热，用柴胡清肝散；若内热痒痛，属二经血虚，用当归川芎散；若寒热作痛，属肝经风热，用小柴胡汤加山栀、川芎；若内热口干，属肾经虚火，用加味地黄丸，如不应，用加减八味丸，余当随证治之。

愚按：薛氏所治耳证，凡气虚者，以补中益气汤加山栀、黄芩；血虚者，用八珍汤加柴胡、丹皮；肝火血虚者，用栀子清肝散；怒动肝火者，用加味逍遥散；肝脾受伤者，朝用加味归脾汤，暮用加味消遥散，此其治之大约也。余尝治一儒者，年近三旬，素有耳病，每年常发，发必肿溃，至乙亥二月，其发则甚，自耳根下连颈项，上连头角，耳前耳后，莫不肿痛，诸医之治，无非散风降火，至一月后，稠脓鲜血自耳迸出，每二三日必出一酒盅许，然脓出而肿全不消，痛全不减，枕不可近，食不可加，气体俱困，自分其危，延余治之。察其形气已大不足；察其病体则肿痛如旧，仍若有余；察其脉息则或见弦急，或见缓弱，此非实热可知，然脉不甚紧，而或时缓弱，亦得溃疡之体，尚属可治，遂先以六味汤，二三剂而元气稍振；继以一阴煎加牛蒡子、茯苓、泽泻，仍倍加白蒺藜为君，服五十余剂；外用降痈散昼夜敷治，两月后而愈。盖此证虽似溃疡有余，而实以肝肾不足，上实下虚，一奇证也，故存识之。

新按

# 鬓疽 四五

立斋曰：鬓疽属肝胆二经怒火，或风热血虚所致。若焮痛或发热者，宜祛风清热；焮痛发寒热或拘急者，发散表邪。作脓焮痛，托里消毒；脓已成作痛者，针之；不作脓或脓成而不溃者，俱宜托里；不敛或脓清者，宜峻补之。

又，治法曰：若发热作渴者，用柴胡清肝散，肿羁痛甚者，仙方活命饮。若大势已退，余毒未散，用参苓归术为主，佐以川芎、白芷、金银花，以速其脓。脓成仍用参苓之类托而溃之。若欲其生肌收敛，肾虚者，六味丸；血虚者，四物加参、芪，或血燥者，四物汤；或水不能生木者，六味地黄丸；气虚者，用补中益气汤，皆当滋其化源为善。

# 痄　腮 四六

立斋曰：痄腮属足阳明胃经，或外因风热所乘，或内因积热所致。若肿痛寒热者，白芷胃风汤。内热肿痛者，升麻黄连汤。外肿作痛，内热口干者，犀角升麻汤。内伤寒凉，不能消溃者，补中益气汤。发热作痛，大便秘结，清凉饮。表里俱解而仍肿痛者，欲作脓也，托里散。若饮食少思，胃气虚弱者，六君子汤。肢体倦怠，阳气虚弱也，补中益气汤。脓毒既溃，肿痛不减，热毒未解也，托里消毒散。脓出而反痛，气血虚也，参芪内托散。发热晡热，阴血虚也，八珍汤。恶寒发热，气血俱虚也，十全大补汤。若焮肿痛连耳下者，属手足少阳经，当清肝火。若连颐及耳后者，属足少阴经虚火，当补肾水。此证而有不治者，多泥风热，执用克伐之剂耳。

# 瘰　疬 四七

瘰疬之病，属三焦、肝、胆等经风热血燥，或肝肾二经精血亏损，虚火内动，或恚怒忧思，气逆于肝胆二经。二经常多气少血，故怒伤肝则木火动而血燥，肾阴虚则水不生木而血燥，血燥则筋病，肝主筋也，故累累然结若贯珠。其候多生于耳前后，连及颐颔下，至缺盆及胸腋之侧，又谓之马刀。其初起如豆粒，渐如梅李核，或一粒，或三五粒，按之则动而微痛，不甚热；久之则日以益甚，或颈项强痛，或午后微热，或夜间口干，饮食少思，四肢倦怠，或坚而不溃，或溃而不合，皆由气血不足，故往往变为痨瘵。《外台秘要》云：肝肾虚热则生病。《病机》云：瘰疬不系膏粱丹毒火热之变，总因虚劳气郁所致，只宜以益气养营之药调而治之，其疮自消，盖不待汗之下之而已也。若不详脉证虚实之异而概用追蚀攻下，及流气饮、十宣散之属，则必犯经禁病禁，以致血气愈损，必反为败证矣。若脉洪大，以元气虚败，为不治；若面色㿠白，为金克木，亦不治；若眼内赤脉贯瞳仁，见几条则几年死。使不求本而妄用伐肝之剂则误矣。盖伐肝则脾土先伤，脾伤则损五脏之源矣，可不慎哉？

齐氏曰：瘰疬结核初觉时，宜内消之；如经久不除，气血渐衰，肌寒肉冷，或脓汁清稀，毒气不出，疮口不合，聚肿不赤，结核无脓，外证不明者，并宜托里；脓未成者，使脓早成；脓已溃者，使新肉早生；血气虚者，托里补之；阴阳不和，托里调之。大抵托里之法，使疮无变坏之证，所以宜用也。

丹溪曰：瘰疬必起于足少阳一经，不守禁忌，延及足阳明经，食味之厚，郁气之久，曰毒，曰风，曰热，皆此三端。拓引变换，须分虚实，实者易治，虚者可虑。此经主决断，有相火，且气多血少，妇人见此，若月水不调，寒热变生，稍久转为潮热，自非断欲食淡，神医不能疗也。

立斋曰：焮肿脉沉数者，邪气实也，宜泄之。肿痛憎寒发热，或拘急者，邪在表也，宜发散。因怒结核，或肿痛，或发热者，宜疏肝行气。肿痛脉浮数者，祛风清热。脉涩者，补血为主。脉弱者，补气为主。肿硬不溃者，补气血为主。抑郁所致者，解郁结，调气血。溃后不敛者，属气血俱虚，宜大补。虚劳所致者补之。因有核而不敛者，腐而补之。脉实而不敛或不消者下之。

又，治法曰：若寒热焮痛者，此肝火风热而气病也，用小柴胡汤以清肝火，并服加味四物汤以养肝血。若寒热既止而核不消散者，此肝经火燥而血病也，用加味消遥散以清肝火，六味地黄丸以生肾水；若肿高而稍软，面色萎黄，皮肤壮热，脓已成也，可用针以决之，及服托里之剂；若经久不愈，或愈而复发，脓水淋漓，肌肉羸瘦者，必纯补之剂，庶可收敛，否则变成九瘘。《内经》曰：陷脉为瘘，留连肉腠，即此病也。外用豆豉饼、琥珀膏以祛散寒邪，补接阳气，内服补中益气汤、六味丸以滋肾水、培肝木、健脾土，亦有可愈者。

又，治法曰：大抵此证原属虚损，若不审虚实而犯经禁病禁，则鲜有不误。常治此证，先以调经解郁，更以隔蒜灸之，多自消。如不消，即以琥珀膏贴之。俟有脓，即针之，否则变生他处。设若兼痰兼阴虚等证，只宜加兼证之剂，不可干扰余经。若气血已复而核不消，却服散坚之剂；至月余不应，气血亦不觉损，方进必效散或遇仙无比丸。其毒一下，即止二药，更服益气养营汤以调理之。若疮口不敛，宜用豆豉饼灸之，用琥珀膏贴之。若气血俱虚，或不慎饮食起居七情者，俱不治。然此证以气血为主，气血壮实者，不用追蚀之剂，彼亦能自腐，但取去之，亦使易于收敛；若气血虚者，不先用补剂而数用追蚀之药，适足以败之矣。若发寒热，眼内有赤脉贯瞳仁者不治。

灸瘰疬法：取肩尖、肘尖、骨缝交接处各一穴，即手阳明经肩髃、曲池二穴也，各灸七壮，在左灸左，在右灸右，左右俱病者俱灸之。余常用之甚效，薛氏以曲池云肘髎，似亦未的也。

又，《薛氏经验方》云：治瘰疬已成未成、已溃未溃者，以手仰置肩上，微举起则肘骨尖自见，即是灸处，灸以三四十壮为度，更服益气养营汤，灸三次，疮自除。如患三四年不愈者，辰时灸至申时，三灸即愈。更服补剂。按：此法乃单灸曲池，以多为贵也。然但用前法，则已妙矣，倘有未应者，又当以此法治之。又曰此治瘰疬之秘法。凡男子妇人，若因恚怒伤肝，气血壅遏而不愈者，宜灸此穴，以疏通经络。如取此穴，当以指甲掐两肘两肩四所，患处觉有酸麻，方是其穴。

又法：灸瘰疬未成脓者，用大蒜切片三钱厚安患处，用艾壮于蒜上灸之，每三五壮即换蒜再灸，每日灸十数蒜片以拔郁毒。如破久不合，更用江西豆豉为末，以唾津和作饼，如前灸之以助阳气，内服补药，外贴琥珀膏或太乙膏，疮口自合。又或疮口已破，核不腐则疮口不能敛，或贴琥珀膏不应，须用针头散敷之以去腐肉，再以如神散敷之，更服益气养营汤。若气血虚者，先服益气养营汤，待血气稍充方用针头散，仍服前汤。

一男子患而肿硬久不消，亦不作脓，服散坚败毒药不应，令灸肩尖、肘尖二穴，更服益气养营汤，月余而愈。一妇人久溃发热，月经每过期且少，用逍遥散兼前汤两月余，气血复而疮亦愈，但一口不收，敷针头散，更灸前穴而瘥。常治二三年不愈者，连灸三次，兼用托里药必愈。一妇人因怒结核肿痛，察其气血俱实，先以必效散下之，更以益气养营汤三十余剂而消。常治此症，虚者先用益气养营汤，待其气血稍充，乃用必效散取去其毒，仍进前药，无不效者。田氏妇年逾三十，瘰疬已溃不愈，与八珍汤加柴胡、地骨皮、夏枯草、香附、贝母五十余剂，形气渐转，更与必效散二服，疮口遂合。惟气血未平，再与前药三十余剂而愈。后田生执此方，不问虚实概以治人，殊不知散中斑蝥性毒，虽治瘰疬，多服则损元气。若气血实者，先用此下之而投补剂或可愈；若虚而用下药，或用追蚀药，瘀肉虽去而疮口不合，反致难治。俱薛按

**治瘰疬痰核方**　凡瘰疬初起未甚者，即宜服此，或加夏枯草更佳。

用忍冬花、蒲公英各四五钱，以水二碗同煎汤，朝夕代茶饮之，十余日渐消。然此药但可治标，若欲除根，必须灸肩髃、曲池二穴。

# 疔　疮 四八

齐氏曰：夫疔疮者，以其疮形如丁盖之状者是也。古方之论，凡有十种，华元化之论，有五色疔，《千金方》说疔有十三种，以至《外台秘要》《神巧万全》，其论颇同，然皆不离毒气客于经络及五脏内蕴热毒。凡初生一头，凹而肿痛，青黄赤黑，无复定色，令人烦躁闷乱，或憎寒头痛，或呕吐心逆，以针刺疮，不痛无血，是其候也。多因肥甘过度，不慎房酒，以致邪毒蓄结，遂生疔疮。《内经》曰：膏粱之变，足生大

疗。此之谓也，其治之法，急以艾炷灸之，若不觉痛者，针疔四边，皆令血出，以夺命丹或回生丹从针孔纴之，上用膏药贴之，仍服五香连翘汤、漏芦汤等剂疏下之为效。若或针之不痛无血者，以猛火烧铁针通红，于疮上烙之，令如焦炭，取痛为效，亦纴前药，用膏药贴之，经一二日脓溃根出，服托里汤散，依常疗之，以取平复。如针之不痛，其人眼黑，或见火光者，不可治也。此邪毒之气入于脏腑故也。《养生方》云：人汗入肉食，食之则生疔疮，不可不慎也。

立斋曰：此证多由膏粱厚味之所致，或因卒中饮食之毒，或感四时不正之气，或感蛇虫之毒，或感死畜之秽，各宜审而治之，其毒多生于头面四肢，形色不一，或如小疮，或如水泡，或疼痛，或麻木，或寒热作痛，或呕吐恶心，或肢体拘急。并宜隔蒜灸之，痛则灸至不痛，不痛灸至痛。若灸而不痛则明灸之，及针疔四畔去恶血，以夺命丹一粒入疮头孔内，仍以膏药贴之，并服解毒之剂，或用荆防败毒散。若针之不痛无血者，宜用烧针，治如前齐氏之法。若不省人事，或牙关紧急者，以夺命丹为末，葱酒调灌之，候醒，更服败毒散或夺命丹，甚效。若生两足者，多有红丝至脐；生两手者，多有红丝至心腹；生唇面口内者，多有红丝入喉，皆为难治。急宜用针于血丝尽处挑破，使出恶血。若红丝近心腹者，更挑破疮头，去恶水以泄其毒，亦以膏药贴之，多有生者；若患于偏僻下部之处，药力所难到者，若专假药力，则缓不及事，惟灸之则大有回生之功。疔之名状，虽有十三种之不同，而治法但当审其元气虚实，邪之表里，庶不误人于夭札也。若专泥于疏利表散，非为无益而反害之。凡人暴死者，多是疔毒，急取灯遍照其身，若有小疮，即是其毒，宜急灸之，并服夺命丹等药，亦有复苏者。

又曰：脉浮数者散之；脉沉实者下之；表里俱实者，解表攻里。麻木或大痛及不痛者，并灸之，更兼攻毒。

操江张恒山，左足次指患之，痛不可忍，急隔蒜灸三十余壮，即能举步。彼欲速愈，自敷凉药，遂致血凝肉死，毒气复炽。再灸百壮，服活命饮，出紫血，其毒方解，脚底通溃，腐筋烂肉甚多。及将愈，余因考绩北上，又误用生肌药，反助其毒，使元气亏损，疮口难敛。余回用托里药补之，喜其禀实，且客处，至三月余方瘥。表甥居富，右手小指患之，或用针出血，敷以凉药，掌指肿三四倍，六脉洪大，此真气夺则虚，邪气胜则实也。先以夺命丹一服，活命饮二剂，势稍缓。余因他往，或又遍刺出血，肿延臂腕如大瓠，手指肿大数倍，不能消溃，乃真气愈虚而邪气愈盛也。余回用大剂参、芪、归、术之类，及频灸遍手，肿势渐消。后大便不实，时常泄气，此元气下陷，以补中益气汤加补骨脂、肉豆蔻、吴茱萸、五味子，又以生脉散代茶饮，大便渐实，手背渐溃，又用大补药五十余剂渐愈。薛按

# 时　毒 四九

齐氏曰：时毒者，为四时邪毒之气而感之于人也。其候发于鼻、面、耳、项、咽喉，赤肿无头，或结核有根，令人憎寒发热，头疼肢体甚痛，恍惚不宁，咽喉闭塞，人不识者，将谓

伤寒。原夫此疾，古无方论，世俗通谓丹瘤，病家恶言时毒，切恐传染。经曰：人身忽经变赤，状如涂丹，谓之丹毒。此风热恶毒所为，自与时毒不同。盖时毒者，感四时不正之气，初发状如伤寒，五七日之间，乃能杀人；若至十日之外，则不治自愈也。治宜辨之，先诊其脉，凡滑、数、浮、洪、沉、紧、弦、涩，皆其候也。但浮数者，邪在表也；沉涩者，邪气深也。察其毒之甚者，急服化毒丹以攻之；实热便秘者，大黄汤下之；其有表证者，犀角升麻汤以发之；或年高气郁者，五香连翘汤主之。又于鼻内搐通气散，取十余嚏作效。若搐药不嚏者，不可治之；如嚏出脓血者，治之必愈。凡左右看病之人，日日用搐药嚏之，必不传染，切须记之。其病人每日用嚏药三五次以泄热毒，此治时证之良法也。凡经三四日不解者，不可太下，尤宜和解之，以犀角散、芩连消毒饮，甚者连翘汤之类。至七八日，大小便通利而头面肿起高赤者，可服托里散、托里黄芪汤。如肿甚者，宜砭患处出恶血，以泄其毒气。此病若五日以前，精神昏乱，咽喉闭塞，语言不出，头面赤肿，食不知者，必死之候，治之无功矣。然而此疾有阴有阳，有可汗者，有可下者。尝见粗工，但云热毒，只用寒药，殊不知病有微甚，治有逆从，不可不审矣。

罗谦甫云：泰和二年，先师监济源税，时四月，民多疫疠，初觉憎寒体重，次传头面肿盛，目不能开，上喘，咽喉不利，舌干口燥，俗云大头天行，亲戚不相访问，染之多不救。张县令侄亦得此病，至五六日，医以承气加板蓝根下之，稍缓；翌日，其病如故，下之又缓，终莫能愈，渐至危笃。或曰：李明之存心于医，可请治之。遂请诊视，具说其由。先师曰：夫身半已上，天之气也；身半已下，地之气也。此邪热客于心肺之间，上攻头目而为肿盛，用承气下之，以泻胃中之实热；是诛伐无过也，殊不知适其所至为故。遂处一方，用黄芩、黄连味苦寒，泻心肺间热以为君；橘红苦平，玄参苦寒，生甘草甘寒，人参甘平，泻火补气以为臣；连翘、鼠黏子、薄荷叶苦辛平，板蓝根味苦寒，马勃、白僵蚕味苦平，行少阳、阳明二经气不得伸；桔梗味辛温，为舟楫，不令下行；升麻、柴胡苦辛以散表邪。其为细末，半用汤调，时时服之；半蜜为丸，噙化之，服尽良愈。因叹曰：往者不可追，来者犹可及。凡他所有病者，皆书方以贻之，全活甚众。时人皆曰：此方天人所制，遂刊于石，以传永久，命曰普济消毒饮。

薛立斋曰：此感四时不正之气，邪客心肺之间，上攻头目而为患，与膏粱积热之证不同。硝黄之剂，非大便秘实者不可用。若不审其因，不辨其表里虚实而概用攻之，必致有误。里实而不利者下之，表实而不解者散之，表里俱实而不解者解表攻里，表里俱解而不消者和之。肿甚焮痛者，砭去恶血，更用消毒之剂。不作脓或不溃者托之。饥年普患者，不宜用峻利药，当审而治之。

又，治法曰：若脉浮者，邪在表也，用葛根牛蒡汤、犀角升麻汤、人参败毒散之类以发之；脉沉涩者，邪在里也，用栀子仁汤、五利大黄汤之类以下之。表里俱病而肿不退者，用犀角升麻汤；甚者，砭出恶血，并用通关散搐鼻，内取嚏以泄其毒；表里俱不解，而内外俱实者，防风通圣散。欲其作脓者，用托里消毒散；欲其收敛者，用托里散，此法最为稳当。常见饥馑之际，刍荛之人多患之，乃是胃气有损，邪气从之为患也。故凡以凶荒劳役而患此者，多宜安里为主，或用普济消毒饮最善。

一老人，冬月头面耳项俱肿，痛甚，便秘脉实，此表里俱实病也，与防风通圣散，不应，遂砭患处出黑血，仍投前药即应，又以荆防败毒散而瘳。盖前药不应者，毒血凝聚上部经络，药力难达故也。恶血既去，其药自效。或拘用寒远寒，及年高畏用硝黄而用托里，与夫寻常消毒之剂，或不砭泄其毒，专假药力，鲜不危矣。一男子头面肿痛，服硝黄败毒之剂愈甚，诊之脉浮数，其邪在表，尚未解散，用荆防败毒散加玄参、牛蒡子二剂，势退大半，以葛根牛蒡子汤四剂而痊。薛按

# 肺痈肺痿 五十

此证初起，邪结在肺者，惟桔梗杏仁煎为治此之第一方。在新因三三。

齐德之曰：肺者，五脏之华盖也。处于胸中，主于气，候于皮毛。劳伤血气，腠理虚而风邪乘之，内感于肺也，故汗出恶风，咳嗽短气，鼻塞项强，胸胁胀满，久久不瘥，已成肺痿也。风中于卫，呼气不入；热至于营，则吸而不出。所以风伤皮毛，热伤血脉，风热相搏，气血稽留，蕴结于肺，变成疮疽。诊其脉候，寸口脉数而虚者，肺痿也；数而实者，肺痈也。若欲知其有脓，但脉见微紧而数者，未有脓也；紧甚而数者，已有脓也。肺痿之候，久嗽不已，汗出过度，重亡津液，便如烂瓜，下如豕膏，小便数而不渴，渴者自愈，欲饮者将

瘥，此由肺多唾涎而无脓者，肺痿也。肺疽之候，口干喘满，咽燥而渴，甚则四肢微肿，咳唾脓血，或腥臭浊沫，胸中隐隐微痛者，肺疽也。又，《圣惠》曰：中府隐隐微痛者，肺痈也；上肉微起者，肺疽也。中府者，穴名也。是以候始萌则可救，脓成则多死。又，《内经》曰：血热则肉败，营卫不行，必将为脓。大凡肺疽当咳嗽短气胸满，时唾脓血，久久如粳米粥者难治；若呕脓而不止者，亦不可治；其呕脓而自止者将自愈；其脉短而涩者自痊；浮洪而大者难治；其面色当白而反面赤者，此火之克金，皆不可治。仲景曰：上气，面浮肿，肩息，其脉浮大，不治，又加利尤甚。

马益卿曰：肺痈治法要略，先以小青龙汤一帖以解其风寒邪气，然后以葶苈大枣泻肺汤、桔梗汤、苇茎汤见《金匮要略》，随证用之以取脓，此治肿疡之例也；终以内补黄芪汤以补里之阴气，此治溃疡之例也。又曰：肺痈已破，入风者不治，或用太乙膏丸服，以搜风汤吐之。若吐脓血，状如肺痈，口臭，他方不应者，宜消风散入男子发灰，清米饮调下，两服可除。

立斋曰：凡劳伤血气，腠理不密，外邪所乘，内感于肺；或入房过度，肾水亏损，虚火上炎；或醇酒炙煿，辛辣厚味，熏蒸于肺；或咳唾痰涎，汗下过度，重亡津液，皆能致之。其候恶风咳嗽，鼻塞项强，胸胁胀满，呼吸不利，咽燥作渴，甚则四肢微肿，咳唾脓血。若吐痰臭浊，脓血腥秽，胸中隐隐微痛，右手寸口脉数而实者，为肺痈；若唾涎沫而无脓，脉数而虚者，为肺痿也。

又，治法曰：大抵劳伤血气，则腠理不密，风邪乘肺，风热相搏，蕴结不散，必致咳嗽，若误用汗下过度，则津液重亡，遂成斯证。凡喘嗽气急胸满者，表散之；咳嗽发热者，和解之；咳而胸膈隐痛、唾痰腥臭者，宜排脓散；喘急恍惚痰盛者，宜平肺；唾脓脉短涩者，宜补之。

又，治法曰：若咳嗽喘急者，小青龙汤；咳嗽胸胀者，葶苈大枣泻肺汤；咳脓腥浊者，桔梗汤；咳喘短气，或小便短少者，佐以参芪补肺汤；体倦食少者，佐以参术补脾汤；咳唾痰壅者，肾虚水泛也，六味地黄丸；口干咽燥者，虚火上炎也，加减八味丸。此证皆因脾土亏损，不能生肺金，肺金不能生肾水，故始成则可救，脓成则多死。苟能补脾肺，滋肾水，庶有生者；若专攻其疮，则脾胃益虚，鲜有不误者矣。

陆司厅子，春间咳嗽，唾痰腥秽，胸满气促，皮肤不泽，项强脉数，此肺痈也。盖肺系在项，肺伤则系伤，故牵引不能转侧。肺者气之本，其华在毛，其充在皮。治以黄芪、当归、川芎、白芷、贝母、知母、麦冬、瓜蒌仁、桔梗、防风、甘草，兼以腊矾丸及太乙膏治之，脓尽脉涩而愈。一男子面白神劳，咳而胸膈隐痛，其脉滑数，余以为肺痈，欲用桔梗汤，不信，仍服表药，致咳嗽愈甚，唾痰腥臭，始悟，乃服前汤四剂，咳嗽少定，又以四顺散四剂而脉静，更以托里药数剂而愈。一男子咳嗽喘急，发热烦躁，面赤咽痛，脉洪大，用黄连解毒汤，二剂少退，更以栀子汤，四剂而安。一男子患肺痿，咳嗽喘急，吐痰腥臭，胸满咽干，脉洪数，用人参平肺散六剂及饮童便，诸证悉退，更以紫菀茸汤而愈。童便虽云专治虚火，常治疮疡焮肿疼痛，发热作渴，及肺痿、肺痈发热口渴者尤效。一男子面赤吐脓，发热作渴，烦躁引饮，脉洪数而无伦次，先用加减八味丸加麦冬大剂一服，热渴顿止，即熟睡良久，觉而神爽索食，再剂诸证顿减，仍用前药，更以人参五钱，麦冬二钱五分，五味二钱，水煎代茶，日饮一剂，月余而安。此证面赤者，当补肺肾；面白者，当补脾肺，治者审之。一妇人素血虚，发热咳嗽，或用痰火之剂后，吐脓血，面赤脉数，其势甚危，此脓成而气血虚也，余用八珍汤以补元气，用桔梗汤以治肺证，因得渐愈。一儒者患肺痈，鼻流清涕，咳吐脓血，胸膈作胀，此风邪外伤也，先用消风散加乱发灰，二服而鼻利，又用四君加芎、归及桔梗汤而愈。后因劳役，咳嗽吐脓，小便滴沥，面色黄白，此脾土不能生肺金，肺金不能生肾水也，用补中益气汤、六味地黄丸而愈。一仆年逾三十，嗽久不愈，气壅不利，睡卧不宁，咯吐脓血，甚虚可畏，其主已弃矣。余以宁肺散，一服少愈，又服而止大半，乃以宁肺汤数剂而痊。所谓有是病必用是药，若泥前散性涩而不用，何以得愈？薛按

# 乳痈乳岩 五一 妇人门亦有乳证，当互察之

立斋曰：乳房属足阳明胃经，乳头属足厥阴肝经。男子房劳恚怒，伤于肝肾；妇人胎产忧郁，损于肝脾，皆能致之。若因暴怒，或儿口气所吹，肿痛者，宜疏肝行气；焮痛发寒热者，发散表邪；焮肿痛甚者，清肝消毒，并宜隔蒜灸。未成脓者，疏肝行气；不作脓或不溃者，托里为主；溃而不敛或脓清者，宜大补脾胃气血为主。

又，治法曰：若脓出反痛，或作寒热，气血虚也，十全大补汤；体倦口干，中气虚也，补中益气汤；晡热内热，阴

血虚也，八珍汤加五味子；欲呕作呕，胃气虚也，补胃为主，或用香砂六君子汤；食少作呕，胃气虚寒也，前汤加干姜；食少泄泻，脾气虚寒也，理中汤，或加人参、附子；若劳碌以致肿痛，气血未复也，八珍汤倍用参、芪、归、术；若因怒气以致肿痛，肝火伤血也，八珍汤加柴胡、山栀；若肝火血虚而结核不消者，四物汤加柴胡、升麻；若肝脾气血俱虚而结核者，四君子加芎、归、柴胡、升麻；郁结伤脾而结核者，归脾汤兼神效瓜蒌散；若为儿所吹而发肿焮痛，须吮通揉散，否则成痈矣；若兼余证，亦当治以前法；若妇人郁怒伤肝脾而结核，不痒不痛，一二载始溃者，名曰乳岩，最难治疗。

又，治法曰：忿怒伤肝，厚味积热，以致气不行、窍不通、乳不出，则结而为肿为痛。此阳明之血热，甚则肉腐为脓。若脓一成，即针出之，以免遍溃诸囊之患。亦有所乳之子，膈有滞痰，口气焮热，含乳而睡，热气所吹，遂成肿痛。于初起时，须吮咂使通，或忍痛揉散之，失治必成痈患，宜用青皮以疏厥阴之滞，石膏以清阳明之热，甘草节以行污浊之血，瓜蒌子以消肿导毒，或加没药、橘叶、皂角针、金银花、当归，更宜随证消息加减而治，仍用少酒佐之，更用隔蒜灸之，其效尤捷。若有脓，即针之，否则通溃，难于收敛。

乳痈用蒲公英、忍冬藤入少酒煎，服即欲睡，是其功也，及觉而病安矣。见《外科心法》

一妇人患乳痈，寒热头痛，与荆防败毒散一剂，更与蒲公英一握，捣烂入酒二三盏，再捣，取汁热服，渣热罨患处而消。丹溪云：此草散热毒，消肿核，又散滞气、解金石毒之圣药。一妇人左乳内肿如桃，不痛色不变，发热渐消瘦，以八珍汤加香附、远志、青皮、柴胡百余剂，又间服神效瓜蒌散三十余剂，脓溃而愈。常见患者责效太速，或不解七情，及药不分经络虚实者俱难治。大抵此证四十以外者尤难治，盖因阴血日虚也。一妇人因怒，左乳内肿痛发热，表取太过，致热益甚，以益气养营汤数剂，热止脓成，欲用针，彼不从，遂肿胀大热发渴，始针之，脓大泄，仍以前汤，月余始愈。一男子左乳肿硬痛甚，以仙方活命饮二剂而痛止，更以十宣散加青皮，四剂脓成，针之而愈。此证若脓成未破，疮头有薄皮剥起者，用代针之剂点起皮处，以膏药贴之，脓亦自出，但不若及时针之，则不致大溃。如脓出不利，更纴入搜脓化毒之药；若脓血未尽，辄用生肌之剂，反助邪气，纵早合，必再发，不可不慎也。一产妇因乳少服药通之，致乳房肿胀，发热作渴，状类伤寒，以玉露散补之而愈。夫乳汁乃气血所化，在上为乳，在下为经。若冲任之脉盛，脾胃之气壮，则乳汁多而浓，衰则少而淡，所乳之子亦弱而多病，此自然之理。亦有屡产有乳，再产却无，或大便涩滞，乃亡津液也。《三因论》云：产妇乳脉不行有二：有血气盛闭而不行者，有血气弱涩而不行者。虚当补之，盛当疏之。盛者当用通草、漏芦、土瓜根辈，虚者当用炼成钟乳粉、猪蹄、鲫鱼之属，概可见矣。俱薛按

　　一妇人久郁，右乳内结三核，年余不消。朝寒暮热，饮食不甘，此乳岩也，乃七情所伤，肝经血气枯槁之证，宜补气血、解郁结药治之，遂以益气养营汤，百余剂血气渐复，更以木香饼灸之，喜其谨疾，年余而消。若用克伐之剂以复伤血气，则一无可保者。一妾乃放出宫人，乳内结一核如栗，欲用

前汤，彼不信，乃服疮科流气饮及败毒散，三年后大如覆碗，坚硬如石，出水不溃而殁。大抵郁闷则脾气阻，肝气逆，遂成隐核，不痛不痒，人多忽之，最难治疗。若一有此，宜戒七情，远厚味，解郁结，更以养血气之药治之，庶可保全，否则不治。亦有数载方溃而陷下者，皆曰乳岩，盖其形似岩穴而最毒也，慎之则可保十中之二。薛按

## 胃脘痈 五二

立斋引《圣济总录》云：胃脘痈由寒气隔阳，热聚胃口，寒热不调，故血肉腐坏。以气逆于胃，故胃脉沉细；以阳气不得上升，故人迎热甚，令人寒热如疟，身皮甲错，或咳嗽，或呕脓唾血。若脉见洪数，脓已成也，急宜排之；设脉迟紧，其脓未就，有瘀血也，急下之，否则邪毒内攻，腐烂肠胃矣。丹溪云：内痈者，因饮食之毒，七情之火，相郁而发，用射干汤主之。愚常以薏苡仁汤；牡丹皮散、太乙膏选用之，亦效。若吐脓血，饮食少思，宜助胃壮气为主而佐以前法，不可专治其疮。

## 腹 痛 五三

立斋曰：腹痈谓疮生于肚腹，或生于皮里膜外，属膏粱厚味、七情郁火所致。若漫肿坚硬，肉色不变，或脉迟紧，未成

脓也，四君加芎、归、白芷、枳壳，或托里散；肿软色赤；或脉洪数，已成脓也，托里消毒散。脓成而不外溃者，气血虚也，卧针而刺之；焮肿作痛者，邪气实也，先用仙方活命饮、隔蒜灸以杀其毒，后用托里以补其气。若初起欲其内消，当助胃壮气，使根本坚固，而以行经活血之药佐之；若用克伐之剂欲其消散，则肿者不能溃，溃者不能敛；若用疏利之药下其脓血，则少壮者多为难治，老弱者立见危亡；若有食积疝气类此者，当辨而治之。

进士边云庄，腹痛恶寒，脉浮数。余曰：浮数之脉而反恶寒，疮疽之证也。不信，数日后复请视之，左尺洪数。余曰：内有脓矣。仍不信，至小腹痛胀，连及两臀，始悟。余曰：脓溃臀矣。气血俱虚，何以收敛？急服活命饮一钟，臀溃一孔，出脓斗许，气息奄奄，用大补药一剂，神思方醒。每去后，粪从疮出，痛不可当，小腹间如有物上挺，即发痉不省人事，烦躁脉大，举按皆实，省而细察之，脉虽洪大，按之如无，以十全大补倍加参芪至四斤，更加附子二枚，煎膏服之而痉止；又用十全大补汤五十余剂而疮敛。上舍周一元患腹痛，三月不愈，脓水清稀，朝寒暮热，服四物、黄柏、知母之类，食少作泻，痰涎上涌；服二陈、枳实之类，痰涎愈甚，胸膈痞闷。谓余曰：何也？余曰：朝寒暮热，血气虚也；食少作泻，脾肾虚也；痰涌胸痞，脾肺虚也。悉因真气虚而邪气实也。当先壮其胃气，使诸脏有所禀而邪自退矣，遂用六君加黄芪、当归；数剂诸证渐退，又用十全大补汤，肌肉渐敛，更用补中益气汤调理而愈。薛按

# 肠 痛 五四

孙真人云：肠痈为病，小腹重，强按之则痛，小便如淋，时时汗出，复恶寒，身皮甲错，腹皮急如肿，甚者腹胀大，转侧有水声，或绕脐生疮，或脓从脐出，或大便脓血，脉洪数者，已有脓也，血下则安。若妄治者，必杀人。

陈无择曰：肠痈为病，身甲错，腹皮急，按之濡，如肿状。腹无聚积，身无热，脉数，此为肠内有脓，久积阴冷所成也，故《金匮》有用附子温之。其脉迟紧者，脓未成，可下之，当有血；洪数者，脓已成，不可下，此以内结热所成也，故《金匮》有用大黄利之。

《千金方》灸法：曲两肘，正肘头锐骨灸百壮，下脓血而安。

立斋曰：此证因七情饮食所致。治法：脉迟紧者，未有脓也，宜牡丹皮汤下之；脉洪数者，已有脓也，用薏苡仁汤排之。小腹疼痛，小便不利，脓壅滞也，用牡丹皮散主之。若脐间出脓者不治。经云：肠痈为病，不可惊，惊则肠断而死。故患是者，其坐卧转侧极宜徐缓，时少饮薄粥，及服八珍汤固其元气，静养调理，庶可保全其生。

一男子里急后重，下脓胀痛，此脾气下陷也，用排脓散、蜡矾丸而愈。后因劳役，寒热体倦，用补中益气汤而安。一妇人脓成腹胀痛，小便不利，脉滑数，此脓毒内溃也，服太乙膏丸三钱，脓下升许，胀痛顿退，更以神效瓜蒌散二剂而全退，又以蜡矾丸及托里药十余剂而安。一产妇小腹疼痛，小便不利，以薏苡仁汤二剂痛止，更以四物汤加桃仁、红花，下瘀血升许而愈。一妇人产后恶露不尽，小腹患痛，服瓜子仁汤下瘀血而痊。凡瘀血停滞，宜急治之，缓则腐化为脓，最难治疗。若使流注骨节，则患骨疽，失治多为败证。薛按

# 附骨疽 五五

附骨疽一证，近俗呼为贴骨痈，凡疽毒最深而结聚于骨际者，皆可谓之附骨疽，然尤惟两股间肉厚处乃多此证。盖此证之因，有劳伤筋骨而残损其脉者，有恃酒力房而困烁其阴者，有忧思郁怒而留结其气者，有风邪寒湿而凑滞其经者。凡人于环跳穴处无故酸痛，久而不愈者，便是此证之兆，速当因证调治，不可迟也。盖其初起，不过少阳经一点逆滞，逆而不散，则以渐而壅，壅则肿，肿则溃，至其延漫，则三阴三阳无不连及，而全腿俱溃。然此证无非元气大亏，不能运行，故致留滞不散，而后至决裂，诚危证也。若溃后脉和，虽见困弱之甚，只以大补气血为主，皆可保全；若溃后脉反洪扎而烦躁不宁，发热口渴，则必不可治。至若治此之法，凡以劳伤筋骨而致者，宜大营煎兼大防风汤治之；若酒色伤阴者，宜八味丸、六味丸，或右归丸，兼大防风汤主之；若忧思郁怒结气者，宜疮科流气饮或五香连翘汤，兼大防风汤主之；若风寒外袭者，宜五积散兼大防风汤主之；大抵此证初起，即宜用大营煎温补气血，或兼仙方活命饮通行毒气。有火者，宜速用连翘归尾煎以

解散其毒，仍宜速用隔蒜灸或豆豉饼寻头灸之，以速散其毒，最为捷法。其有湿热痰饮等证，当并求后法以治之，庶免大害也；若环跳久痛不已，或见臀股微肿，度其已成，势不能散，只宜速用托补，专固根本，使其速起速溃，则根本既实，虽凶亦无大害，必且易溃易敛而易愈也；若脉见滑数，按之软熟，脓已成也，速宜针之，无使久留，以防深蚀之患。其有不明利害，苟图目前，或用克伐消散，再伤元气，或用寒凉敷药，以遏其毒气，必致日延日甚，而元气日败，则一溃不可收拾矣。考诸方书，俱未详及此证，故悉其所因，并附治按于后。

立斋曰：附骨疽有因露卧风寒深袭于骨者，有因形气损伤不能起发者，有因克伐之剂亏损元气不能发出者，有因外敷寒药血气凝结于内者。凡此皆宜灸熨患处，解散毒气，补接元气，温补脾胃为主。若饮食如常，先用仙方活命饮解毒散郁，随用六君子汤补托营气；若体倦食少，但用前汤培养诸脏，使邪不得胜正。若脓已成，即针之，使毒气不得内侵，带生用针亦无妨。如用火针，亦不痛，且使易敛。其隔蒜灸能解毒行气，葱熨法能助阳气，行壅滞，此虽不见于方书，余常用之，大效，其功不能尽述，惟气血虚脱者不应。

又曰：大抵此证虽云肿有浅深，感有轻重，其所受皆因真气虚弱，邪气得以深袭。若真气壮实，邪气焉能为患也？故附骨痛疽及鹤膝风证，惟肾虚者多患之。前人用附子者，以温补肾气，而又能行药势、散寒邪也。亦有体虚之人，秋夏露卧，为冷气所袭，寒邪伏结，多成此证，不能转动，乍寒乍热而无汗，按之痛应骨者是也。若经久不消，极阴生阳，寒化为热而溃也；若被贼风所伤，患处不甚热而洒淅恶寒，不时汗出，熨之痛止少者，须大防风汤及火龙膏治之；若失治，则为弯曲偏枯，有坚硬如石者，谓之石疽；若热缓，积日不溃，肉色赤紫，皮肉俱烂，名缓疽，其始末皆宜服前汤，欲其祛散寒邪以补虚托里也。

又曰：此证亦有产后恶血未尽，脐腹刺痛，或流于四肢，或注于股内疼痛如锥，或两股肿痛，此由冷热不调，或思虑动作，气所壅遏，血蓄经络而然，宜没药丸治之；亦有经血不行，流注四肢或股内，疼痛如锥，或因水湿所触，经水不行而肿痛者，宜当归丸治之。凡恶血停滞，为患非轻，治之稍缓，则流注为骨疽，多致不救。

一妇人膝肿痛，遇寒痛益甚，月余不愈，诸药不应，脉弦紧，此寒邪深伏于内也，用大防风汤及火龙膏治之而消。一男子腿根近环跳穴患痛彻骨，外皮如故，脉数而滞滑，此附骨疽脓将成也，用托里药六剂；肿起作痛，脉滑数，其脓已成，针之，出碗许，更加补剂，月余而瘳。一男子患附骨疽，肿硬发热，骨痛筋挛，脉数而沉，用当归拈痛汤而愈。一男子腿内患痛，漫肿作痛，四肢厥逆，咽喉闭塞，发寒热，诸治不效，乃邪郁经络而然也，用五香连翘汤一剂；诸证少退，又服之，大便行二次，诸证悉退而愈。一男子先腿痛，后四肢皆痛，游走不定，至夜益甚，服除湿败毒之剂不应，其脉滑而涩，此湿痰浊血为患，以二陈汤加苍术、羌活、桃仁、红花、牛膝、草乌治之而愈。凡湿痰湿热，或死血流注关节，非辛温之剂开发腠理，流通隧道，使气行血和，焉能得愈？王时亨室，产后腰间肿痛，两腿尤甚，此由瘀血滞于经络而然也，不早治必作骨疽，遂与桃仁汤，二剂稍愈，更以没药丸，数服而痊。薛按

　　魏生者，年三十余，素多劳碌，忽患环跳酸痛，数月后，大股渐肿，延余视之。曰：此附骨疽也，速当治之。与以活命饮二剂，未及奏效而肿益甚，因慌张乱投，或清火，或解毒，遂致呕恶发热，饮食不进，其势甚危，然后恳求相救。遂以参芪内托散大加炮姜，数剂而呕止食进，其肿软熟，知其脓成，速令针之，针处出脓不多；复以九味异功煎与之，遂得大溃，且瓣瓣出脓，溃者五六处，而腿肉尽去，只剩皮骨矣；溃后复呕恶发热不食，遂以十全大补汤及九味异功煎相间与之，然后热渐退，食渐进，稍有生色。然足筋短缩，但可竖膝仰卧，左右挨紧，毫不能动，动则痛极，自分已成废物，此后凡用十全大补汤八十余剂，人参三斤，而腿肉渐生，筋舒如故，复成一精壮男子，此全得救本之功也。一男子陈姓者，年近三旬，素不节欲，忽见环跳酸痛，月余不愈。余曰：此最可畏，恐生痈毒之患。彼不信，又谋之一庸医，反被其诟，曰：此等胡说，真可笑也。筋骨之痛亦常事耳，不过风热使然，何言痈毒？遂用散风清火等药，至半年后，果见微肿，复来求治。余曰：速用托补以救根本，尚不迟也。彼又不信而谋之疡医，曰：岂有肿疡未溃而遽可温补耶？复用清火消毒之剂；及其大溃而危，再延余视，则脉证俱败，方信余言而痛悔前失，已无及矣。一膏粱子茅姓者，年未三旬，素以酒色为事，亦患此证。早令服药，执拗不从；及其肿而脓成，令速针之，亦畏痛不从而偏听庸流，敷以苦寒解毒之药。不知脓既已成，尤不可解，但有愈久愈深，直待自溃而元气尽去，不可收拾矣。新按

# 臀 痈 五六

马益卿曰：臀痈证，臀居小腹之下，此阴中之阴也。道远位僻，虽曰多血，然气运不到，血亦罕来。中年之后，尤虑患此，才有肿痛，参之脉症，但见虚弱，便与滋补，气血无亏，可保终吉。

立斋曰：凡治此者，毋伤脾胃，毋损脾气，但当以固根本为主。若焮痛，尺脉紧而无力者托之。肿硬痛甚者，隔蒜灸之，更以解毒，不作脓者；托里为主。不作脓而痛者，解毒为主。不溃或溃而不敛者，托里为主。

又：治法曰：若肿硬作痛者，形气虚而邪气实也，用托里消毒散；微肿微痛者，形气病气俱虚也，用托里散补之；欲作脓者，用内托羌活汤；若痛甚者，用仙方活命饮。大势既退，亦用托里消毒散。若脾虚不能消散，或不溃不敛者，六君子加芎、归、黄芪；若阴虚不能消散，或作渴便淋者，六味丸加五味子；若阳虚不能溃，或脓清不能敛者，用补中益气汤。气血俱虚者，十全大补汤；若肿硬未成脓者，用隔蒜灸及活命饮。溃后宜豆豉饼及补中益气、十全大补二汤。若灸后大势已退，余毒未消，频用葱熨以补其气，以消余毒为善。

又曰：凡毒气已退，不起者，但可补其血气，使脓速成而针去之，不可用内消之论。若肿高而软者，发于血脉；肿下而坚者，发于筋骨；肉色不变者，发于骨髓也。脓血大泄之后，当大补气血为先，虽有他证，以末治之。

巡按陈和峰，脾胃不健，常服消导之剂，左腿股及臀患肿。余曰：此脾气虚而下注，非疮毒也，当用补中益气倍加白术。彼惑于众人云白术能溃脓，乃专以散肿消毒为主，而肿益甚，体益倦。余用白术一味煎饮而消。儒者杨启元，左臀患此，敷贴凉药，肿彻内股，服连翘消毒散，左体皆痛。余以为足三阴亏损，用补中益气汤以补脾肺，用六味丸加五味子以补肝肾，股内消而臀间溃，又用十全大补汤而疮口敛。一儒者㽱肿痛甚，此邪毒壅滞，用活命饮、隔蒜灸而消。后因饮食劳倦，肿痛复作，寒热头痛，此元气虚而未能复也，与补中益气汤，频用葱熨法，两月而愈。一男子患臀痛，作脓而痛，以仙方活命饮二剂痛止，更以托里消毒散，脓溃而瘥。一弱人臀痛脓成不溃，以十全大补汤数剂始托起，乃针之，又二十余剂而愈。<sub>薛按</sub>

# 流 注 五七

立斋曰：流注之证，多因郁结，或暴怒，或脾气虚，湿气逆于肉理，或腠理不密，寒邪客于经络，或湿痰，或闪扑，或产后瘀血流注关节，或伤寒余邪未尽为患，皆因真气不足，邪得乘之，故气凝血聚为患也。然此证或生于四肢关节，或生于胸腹腰臀，或结块，或漫肿，或痛或不痛，悉宜用葱熨法及益气养营汤固其元气，则未成者自消，已成者自溃，可痊愈也。若不补气血及节饮食，慎起居，戒七情，而专用寒凉克伐者，俱不治。

又，治法曰：常治此证，凡暴怒所致，胞膈不利者，调气为主；抑郁所致而不痛者，宜调经脉，补气血；肿硬作痛者，行气和血；溃而不敛者，补气血为主；伤寒余邪未尽者，和而解之；脾气虚，湿热凝滞肉理者，健脾除湿为主；闪跌瘀血凝滞为患者，和血气，调经络；寒邪所袭，筋挛骨痛，或遍身痛，宜温经络，养血气；若久而不敛，疮口无阳者，宜豆豉饼或附子饼灸之，以祛散寒邪，接补阳气，或外用琥珀膏贴之；若内有脓管，或生瘀肉而不敛者，用针头散腐之自愈，锭子尤效。

《医林集要》云：骨疽乃流注之败证也，如用凉药，则内伤其脾，外冰其血。脾主肌肉，脾气受伤，饮食必减，肌肉不生；血为脉络，血受冰，则气血不旺而愈滞，宜用理脾，脾健则血自生而气血运行矣。又有白虎飞尸，留连周期，或辗转数岁，冷毒朽骨出尽自愈。若附骨腐者可痊，正骨腐则为终身废疾矣；有毒自手足或头面肿起，或兼疼痛，上至颈项骨节去处，如疬疬贯珠，此风湿流气之证也，宜以加减小续命汤及独活寄生汤治之；有两膝肿痛起，或至遍身骨节疼痛者，此风湿痹，又名历节风，宜附子八物汤治之；又有结核在项腋，或两乳傍，或两胯软肉处，名曰瘰疬痈，属冷证也；又有小儿宿痰失道，致结核于颈项臀膊胸背之处，亦冷证也，俱宜热药敷贴。以上诸证，皆缘于肾，肾主骨，肾虚则骨冷而为患也。所谓骨疽皆起于肾，亦以其根于此也，故用大附子以补肾气，肾实则骨有生气，而疽不附骨矣。

一男子臀肿一块微痛，脉弦紧，以疮科流气饮四剂而消。一妇人暴怒，腰肿一块，胸膈不利，时或气走作痛，用方脉流气饮数剂而止，更以小柴胡汤对四物加香附、贝母，月余而愈。一妇人禀弱性躁，胁臂肿痛，胸膈痞闷，服流气败毒药反发热，以四七汤数剂，胸宽气利，以小柴胡汤对四物加陈皮、香附，肿痛亦退。大抵妇人情性执着，不能宽解，多被七情所伤，遂至遍身作痛，或肢节肿痛，或气填胸满，或如梅核塞喉，咽吐不出，或痰涎壅盛，上气喘急，或呕逆恶心，甚者渴闷欲绝，产妇多有此证，宜服四七汤先调滞气，更以养血之药。若因忧思致小便白浊者，用此汤吞青州白丸子，屡效。一老人伤寒，表邪未尽，股内患肿发热，以人参败毒散二剂热止，灸以香附饼，又小柴胡汤加二陈、羌活、川芎、归、术、枳壳，数剂而散。一男子腿患溃而不敛，用人参养营汤及附子饼，更以补剂煎膏贴之，两月余而愈。一男子腿患肿，肉色不变，不痛，脉浮而滑，以补中益气汤加半夏、茯苓、枳壳、木香饮之，以香附饼熨之。彼谓气无补法，乃服方脉流气饮，虚愈甚，复求治，以六君子汤加芎归数剂，饮食少进，再用补剂，月余而消。夫气无补法，俗论也，以其为病痞塞，似难于补，殊不知正气虚而不能运行，则邪气滞而为病。经云：壮者气行则愈，怯弱者则著而为病。苟不用补法，元气何由而行乎？一妇人腿患筋挛骨痛，诸药不应，脉迟紧，用大防风汤二剂顿退，又二剂而安。又一妇人亦然，先用前汤二服，更服黑丸子而痊。此二患若失治，必溃成败证。一男子肩胛患之，微肿，形劳气弱，以益气养营汤服黑丸子，及木香、生地黄作饼，覆患处熨之，月余脓成，针之，仍服前药而愈。一男子臂肿，筋挛骨痛，年余方溃不敛，诊其脉更虚，以内塞散一料，少愈，以十全大补汤及附子饼灸之而愈。《精要》云：留积经久，极阴生阳，寒化为热，以此溃多成瘘，宜早服内塞散排之。一男子臂患，出腐骨三块尚不敛，发热作渴，脉浮大而涩，乃气血俱损，须多服生血气之药，庶可保全。彼惑于火尚未尽，仍用凉药，内服外敷，几危，始求治。其形甚瘁，其脉愈虚，先以六君子汤加芎归，月余饮食渐进，以八珍汤加肉桂三十余剂，疮色乃赤，更以十全大补汤，外以附子饼灸之，仅年而瘥。<sub>薛按</sub>

# 鹤膝风 五八

凡肘膝肿痛，臂胻细小者，名为鹤膝风，以其像鹤膝之形而名之也。或只以两膝肿大，胻腿枯细，不能屈伸，俗又谓之鼓槌风，总不过风寒湿三气流注之为病也。然肿痛者必有邪滞，枯细者必因血虚。凡治此者，必宜以养气滋血为主，有风者兼散其风，有寒湿者兼去其寒湿，若果由邪郁成热者，必宜滋阴清火，自无不愈。其有痢后而成者，又名痢后风，此以泻痢亡阴，尤宜壮肾。凡寒胜者，宜三气饮、五积散，或大防风汤之类主之；湿胜者，宜五苓散、理中汤之类主之；热胜者，宜保阴煎、大秦艽汤之类主之。若以阳气不足而败及四肢者，非右归丸、理阴煎及八味地黄丸之类不可。

立斋曰：鹤膝风乃调摄失宜，亏损足三阴经，风邪乘虚而入，以致肌肉日瘦，内热减食，肢体挛痛，久则膝大而腿细，如鹤之膝，故尔名之。若伤于脾胃者，用补中益气汤为主；若伤于肝肾者，六味地黄丸为主；若欲其作脓，或溃后者，十全大补汤为主，皆佐以大防风汤；初起者，须用葱熨法，可以内消；若津涸口干，中气不足也，补中益气汤加五味子。头晕头痛，阳气不升也，补中益气汤加蔓荆子；发热晡热，阴血虚弱也，用四物、参、芪、白术；畏寒憎寒，阳气虚弱也，用十全大补汤；饮食少思，胸膈膨胀，脾胃虚痞也，用四君子汤；面色萎黄，饮食少思，脾胃虚弱也，用六君子汤；脓水清稀，肌肉不生，气血俱虚也，用八珍汤；热来复去，有时而动，无根虚火也，用十全大补汤；形瘦嗜卧，寝息发热，痰盛作渴，小便频数，五脏虚损也，用六味丸；脐腹疼痛，夜多漩溺，脚膝无力，头晕吐痰，肾气冷败也，用八味丸；发热大渴，不欲近衣，面目赤色，脉大而虚，血虚发躁，用当归补血汤。或有痢后而患者，亦治以前法，余当临证制宜。

又曰：夫立方之义，各有所宜。凡体气虚弱，邪入骨界，遏绝隧道，若非用附桂辛温之药，开散关节腠理之寒邪，通畅隧道经络之气血，决不能愈。且本草云：附子治寒湿痿躄，拘挛膝痛，不能行步，以白术佐之，为寒湿之圣药。又云：桂通血脉，消瘀血，坚骨节，治风痹骨挛脚软，宣导诸药及十全大补汤以治前证，不但不可去桂，亦不可不加附子，无此二味，何以行参芪之功，健芎归之性？而补助血气，使之宣通经络，扶大虚之证，以收必效之功哉！况前证在骨节之间，关键之地，治之不速，使血气循环至此，郁而为脓，从此而泄，气血沥尽，无可生之理矣。亦有秋夏露卧，为寒所袭，烘热内作，遂成附骨疽。亦有贼风搏于肢节，痛彻于骨，遇寒尤甚，以热熨之则少减，尤当以大防风汤治之，更以蒜捣烂摊患处，用艾铺蒜上烧之，蒜坏再易，皮肤倘破无妨。若经久不消，则极阴生阳，溃而出水，必致偏枯，或为漏证，宜服内塞散及附子饼灸之。或脉大，或发渴者，俱不治，以其真气虚而邪气实也。

张上舍患前证，伏枕半载，流脓三月。彼云：初服大防风汤去附子，将溃，服十宣散，今用十全大补汤而去肉桂，俱不应。视其脉症甚弱，予以十全大补汤，每帖加熟附子一钱，服三十余剂少愈；乃去附子五分，又服三十余剂，将愈，却全去附子，更三十余剂而痊。一男子左膝肿大，三月不溃。余谓体虚之人，风邪袭于骨节，使气滞而不行，故膝愈大而腿愈细，名曰鹤膝风，遂以大防风汤，三十余剂而消。州守张天泽左膝肿痛，胸膈痞闷，饮食少思，时欲作呕，头晕痰壅，日晡益倦，此脾肺气虚也，用葱熨及六君加炮姜，诸证顿退，饮食少进，用补中益气加蔓荆子，头目清爽，间与大防风汤十余剂，又用补中益气汤三十余剂而消。薛按

# 多骨疽 五九

立斋曰：多骨疽者，由疮疡久溃，气血不能营于患处，邪气陷袭，久则烂筋腐骨而脱出，属足三阴亏损之证也，用补中益气汤以固根本。若阴火发热者，佐以六味丸，壮水之主以镇阳光；阳气虚寒者，佐以八味丸，益火之源以消阴翳，外以附子饼、葱熨法祛散寒邪，补接营气，则骨自脱、疮自敛也。夫肾主骨，若肾气亏损，其骨渐肿，荏苒岁月，溃而出骨，亦用前法。若投以克伐之剂，复伤真气，鲜有不误者。

# 下疳疮 六十

下疳一证，本肝肾湿热证也，若无外因而病者，不过去其湿热，或滋真阴，湿热既清，其疮自愈，无足虑也。惟感触淫毒而患者，毒有浅深，则病有微甚，皆宜用百草煎熏洗，外以螵蛸散敷之，则轻者自愈。若湿热甚而为肿为痛者，宜用芍药蒺藜煎兼而治之；如毒甚者，必用萆薢汤方可；若感触淫邪，毒自少阴直入精宫者，不易愈。即治如前法，然必见便毒广疮发出，而后下疳始愈。既见疮毒，即当于本证条下求法治之。余尝治一少年，因偶触秽毒，遽患下疳，始溃龟颈，敷治不效，随从马口延入溺管，以渐而深，直至肛门，逐节肿痛，形如鱼骨。每过夜，则脓结马口，胀不得出，润而通之，则先脓后溺，敷洗皆不能及，甚为危惧。余尝遇一山叟，传得槐花蕊方，因以治之，不十日而茎根渐愈，半月后，即自内达外，退至马口而痊愈。疳愈后，即见些微广疮，复与五加皮饮十余剂而痊愈。向彼传方者曰：此方善治淫疮，热毒悉从小便泄去，所以能治此疳。但服此者，可免终身疮毒后患。然犹有解毒奇验，则在疮发之时，但见通身忽有云片红斑，数日而没者，即皆疮毒应发之处，疮毒已解而疮形犹见，是其验也。余初未之信，及此人疮发之时，疮固不多，而通身红斑果见，凡两日而没，余始知疮之有奇，一至如此。新按

立斋曰：下疳属肝经湿热下注，或阴虚火燥。治法：肿痛发热者，血虚而有热也，四物汤加柴胡、山栀；肿痛寒热者，

肝经湿热也，小柴胡汤加龙胆草、黄连；肿痛便涩者，湿热壅
滞也，龙胆泻肝汤；肿痛腐溃者，气血虚而有火也，八物汤加
山栀、柴胡；日晡热甚者，阴血虚而有火也，小柴胡汤加参、
术、芎、归；日晡倦怠者，阳气虚而下陷也，补中益气汤；有
经久不愈而发寒热者，肾水不能生肝木也，宜六味丸；若筋缩
或纵，或为痒痛，或出白津，此筋疝也，用龙胆泻肝汤。气虚
者，补中益气汤加炒山栀、炒龙胆；阴虚火燥者，用六味丸；
茎中痒，出白津，用补中益气汤与清心莲子饮间服。盖此证肝
经阴虚为本，肿痛寒热等证为标，须用六味丸以生肝血。凡脾
土虚不能生金水，而见一切肝证者，当佐以补中益气汤加麦门
冬以滋化源。

　　一男子肿痛不消；一男子溃而肿痛发热，小便秘涩，日晡
或热；一小儿肿痛，诸药不应，俱以小柴胡汤吞芦荟丸，数服
而愈。一小儿十五岁患前证，杂用消毒之药，虚证悉具，二年
余矣。询之，乃禀所致。用萆薢汤月余，诸证渐愈，又用补阴
八珍汤、补中益气二汤而痊。庶吉士刘华甫，或茎中作痛，或
窍出白津，或小便秘涩，先用小柴胡汤加山栀、泽泻、黄连、
木通、胆草、茯苓二剂，以清肝火、导湿热，诸证渐愈。后因
劳倦，忽然寒热，此元气复伤也，用补中益气而安，又用六味
丸以生肝血、滋肾水而痊愈。一男子玉茎肿痛，小便如淋，自
汗甚苦，时或溺血少许，尺脉洪数，按之则涩，先用清心莲子
饮加牛膝、山栀、黄柏、知母、柴胡，数剂少愈，更以滋肾丸
一剂而痊。《玉机微义》曰：如自汗小便少，不可以药利之。
既已自汗，则津液外亡，小便自少，若再利之，则营卫枯竭，
无以制火而烦热愈甚，当俟热退汗止，小便自行也。兼此证，

乃阳明经病，大忌利小便。俱薛按

海藏治下疳久不愈方

橡斗子二个，合盛黄丹令满，以乱发厚缠定，烧烟尽为度，同研为细末。先以葱白热浆水洗疮脓尽，次上药。甚者不过二次，如神。

又下疳方　下疳疮内毒盛者，必须治内方愈；外治者，须螵蛸散，或此方亦佳。

人中白生用　官粉煅黄　红丹飞炒

上等份为末。先用药汤或浓茶洗净，然后敷药，每日二三次，或用猪油，或用蜜水调敷之。

# 便　毒 六一

便毒论治如薛氏之法，固已详矣，然又惟交感不洁，遭淫毒而患者为最多。每每先起下疳，下疳未已，便毒继之，此湿热秽毒之为患也。凡初起肿痛，尚未成脓，而元气尚强者，速宜先去其毒，惟会脓散或牡蛎散为最善；若已成脓，则或针或蚀，惟速去其脓，随证调补，使速收口为善。若初起一核，其痛微，其肿漫者，此有二证：一以邪轻，一以元气虚弱，毒深而然。若邪轻者，只用会通膏加麝香贴之，无有不散，或降痈散亦可；若元气虚弱而毒深者，既不肯散，又不早溃，愈久必愈甚，最为可畏；及其溃后，多不能收，轻则为瘘，重则殒命。此惟大补元气，方不致害。若焮肿痛甚，脓已将成，势不能消，宜用降痈散留头围之，则势可敛，痛可解，脓可速成而溃也。

立斋曰：便痈属足厥阴肝经，内热外寒，或劳役过度，或房欲不节，或欲火不遂，或强固其精，或肝经湿热而致。大抵多患于劳役不足，精气俱虚之人。俗云一石米疮，此言百日方可愈。若大补血气，不旬日可愈，何用百日？盖疮之收敛，在乎血气之盛也。亦有内蕴热毒而生者，须辨虚实，及成脓与否，不可概投攻药。凡妇人患此者，多在两拗肿痛，或腹中结块，小便涩滞，苟治者得法，患者又能调摄，无足虑也。常见治此证者，概用大黄之类下之，以求内消，或其脓成，令脓从大便而出，鲜有见其痊也。人多欲内消者，盖恐收口之难也。若知补养血气，不旬日而收矣，何难之有？若脓既成，岂有可消之理？如再用克伐之剂，必致难治。

又曰：便痈者，血疝也，俗呼为便毒，言于不便处为痈也。乃足厥阴之经络，及冲任督脉亦属肝之傍络，此气血流通之道路，今壅而肿痛，是则热毒所致，宜先疏导其滞，更以托里之剂，此临证制宜之法也。

又，治法曰：内热外寒者，牛黄双解散；湿热壅滞者，宜用龙胆泻肝汤疏肝导滞；欲心不遂致逆精气者，先用五苓散加大黄疏其逆滞，后用地黄丸以补肝肾，强固其精；房欲不节者，宜六味丸料；劳倦过度者，补中益气汤。

一男子患便毒，焮肿作痛，大小便秘，脉有力，方以玉烛散，二剂顿退，更以龙胆泻肝汤四剂而消。一男子脓未成，大痛，服消毒托里等药不应，诊之脉洪大，毒尚在，以仙方活命饮，一剂痛止，又剂而消。一儒者肿痛便涩，用八正散二剂，以清肝火、导湿热而肿痛愈，再以小柴胡加芎、归、泽泻、山栀二剂，以清火补血而小便利。一男子已溃而痛不止，小便秘涩，此肝火未解也，与小柴胡加黄柏、知母、芎、归，痛止便利，更以托里当归汤而疮敛。若毒未解而痛不止者，须用活命饮。府庠沈尼文，年二十，左拗患之，余以肝肾阴虚，先用托里药，溃而将愈，因入房，发热作渴，右边亦作痛，脓水清稀，虚证悉至，脉洪大而无力，势甚可畏，用十全大补加附子一钱，脉症顿退，再剂全退，后用大补汤三十剂而愈。一男子肿而不溃，此因阳气虚弱，用参、芪、归、术以补托元气，用白芷、皂刺、柴胡、甘草以排脓清肝，数剂而溃；以八珍加柴胡补其气血，数剂而愈。春元凌待之虚而服克伐药，几至危殆，余用托里健脾药而愈。秀才王文远因劳苦患之，服小柴胡汤而表证散，后用托里药脓成，针之而旬日愈。又胡判官脓清脉弱，以大补之药而已愈，因新婚复发，自用连翘消毒散，致泻痢不止，竟致不救。可见此证属不足者多矣，非补不可。大抵便毒属肝经，初起坚硬，肝主筋故也；五七日后当赤软，脓成故也。若尚坚硬，乃元气不能腐化。往往人见坚硬，只欲内消，反服攻散药，多致虚虚之祸，前此治者，即其验也。一妇人两拗肿痛，小腹痞满，小便数，白带时下，寒热往来，小水淋沥，余谓脾气滞而血病，用龙胆泻肝汤渐愈，又用加味逍遥散、六味丸而痊愈。一妇人小腹内如有所梗，两拗并人门俱肿，小便淋涩，经候不调，内热作渴，饮食少思，腹内初如鸡卵而渐大，脉洪数而虚，左关尤甚，属肝胆郁结之证也，用加味归脾汤，肝火退而脾土健，间以逍遥散下芦荟丸而愈。俱薛按

# 杨梅疮 六二

　　杨梅疮一证，以其肿突红烂，状如杨梅，故尔名之。其在西北人则名为天疱疮，东南人又谓之广东疮。凡毒轻而小者，状类茱萸，故名茱萸疮；毒甚而大者，泛烂可畏，形如绵花，故名绵花疮。大都此证，必由淫毒传染而生。盖此淫秽之毒，由精泄之后，气从精道乘虚直透命门，以灌冲脉，所以外而皮毛，内而骨髓，凡冲脉所到之处，则无处不到，此其为害，最深最恶。设初起时去毒不净，或治失其宜，而随至败烂殒命者，盖不少矣。或至二三十年之后，犹然发为疯毒，或至烂头，或至烂鼻，或四肢幽隐之处，臭烂不可收拾，或遗毒儿女，致患终身，其恶如此。静而思之，则有见此恶道，而不为寒心知避者，其愚亦甚矣。故凡治之之法，最当知要，切不可不慎也。亦有不因淫毒传染，偶中湿热而患者，此不过在皮毛肌肉之间，清去湿热，自当痊愈，无足虑也。

　　今人每遭此患，或畏人知，或畏毒甚，而大用攻击峻利等药，多致邪毒未除而元气先败，或成痨瘵，或即殒命，或愈久愈甚，以致败坏不能收敛，皆元气先败之故也，余见之多矣。故凡被此病者，切不可惊慌，亦不可专肆攻击，但按法渐解其毒，务使元气毫无损伤，则正能胜邪，虽毒无害；若正不胜邪，则微毒亦能杀人，此其要也，不可不察。

　　广疮治法：凡其初起而元阳未伤，毒亦未甚，宜速用清利，使从小便利去其毒，惟换肌消毒散为第一，其次则五加皮饮亦妙。或兼火邪者，宜秘仙方遗粮汤；或禀气多弱者，宜茯苓膏。凡此诸药，或十日，或半月，甚者一月，无不见效。

凡生疮毒者，宜服槐花蕊至二三升，则毒从小便泄去，可免终身之患，真神方也。有按在下疳疮条中。

此疮初起时，多有先下疳，次便毒，而后疮出，是为一套。若便毒势甚，肿痛热秘而元气素强者，即宜用会脓散或牡蛎先去其毒之大势，而后用前方诸药，亦要着也。

此疮或久而不愈，或元气素弱，或因克伐致虚，但见有正不胜邪之势，则当酌其轻重，或以纯补元气为主。凡脾肾阴阳气血，皆宜随证用方，但使气血得复，则虽毒无害。最忌见不真而执两端，则终归无益，亦是要着。

饮食宜否，有谓宜忌口者，有谓不宜忌口者，而任其发透，总之亦有其要。盖疮毒初染，毒本未甚，此时只宜清利，使毒渐消为善，若食发物，则愈发愈多，而毒愈甚矣，此则宜忌之时也；若疮毒已久，元气已弱，脓汁既多，血气既耗，斯时也，非以药食滋补，则日见消败，何以收效？此则不宜忌者也。宜忌不宜忌，是亦宜补不宜补之法耳，使不知辨，安能无误？

疮生头面，或遍身不便处，欲其速愈，但用点药，则二三日可以脱落，亦神妙者也，但此惟治标之法耳。方在新因四十二。

疮毒久蓄，发为疯毒，亦名杨梅痈漏。或蚀筋，或腐骨，溃烂不收，最为恶候。近来治法，惟五宝丹为最效，及徐东皋杨梅痈漏方，或秘传水银膏，宜择用之。

立斋曰：天泡疮属元气不足，邪气所乘，亦有传染而患，受证在肝肾二经，故多在下体发起。有先筋骨痛而后患者，有先患而后痛者。有疮凸赤作痛，热毒炽甚也；疮微作痛，毒将杀也；疮色白而不结痂，阳气虚也。色赤而不结痂，阴血虚也；瘙痒脉虚浮，气不相荣也；瘙痒脉浮数，血不相荣也；臀背间或颈间作痒，膀胱阴虚也；阴器股内作痒，肝经血虚也；阴囊作痒重坠，肝经阴虚湿热也；小便频数，短少色赤，肝经阴虚也；小便频数，短少色白，脾肺气虚也；面目瘙痒或变赤，外邪相搏也；眉间痒或毛落，肝胆血燥也；饮食少思，口干饮汤，胃气虚也；饮食不化，大便不实，脾气虚也；侵晨或夜间泄泻，脾肾虚也。

又，治法曰：若表实者，先用荆防败毒散解散之；里实者，先用内疏黄连汤通导之；表里俱实者，防风通圣散双解之。邪热在肝经者，龙胆泻肝汤清解之，后用换肌消毒散为主，愈后再无筋骨疼痛之患。气虚者，四君子汤；血虚者，四物汤；气血俱虚者，八珍汤，俱加兼证之药治之，自无不愈。若治失其法，有蚀伤眼目，腐烂玉茎，拳挛肢体者，但用九味芦荟丸以清肝火，六味丸以生肾水，蠲痹消毒以养血祛邪，亦有可生者。若服轻粉等药，反收毒于内，以致迭发，或概服防风通圣散，气血愈虚，因而不治者多矣。凡有肿硬，或作痛，外用蒜灸及敷冲和膏，内服补药并效。

一男子遍身皆患，脉浮而数，以荆防败毒散治之，表证乃退；以仙方活命饮六剂，疮渐愈，兼饮萆薢汤，月余而愈。一男子下部生疳，诸药不应，延及遍身突肿，状似番花，筋挛骨痛，至夜尤甚，此肝肾二经湿热所致，先以导水丸五服，次以龙胆泻肝汤数剂，再与除湿健脾之药，外贴神异膏吸其脓，隔蒜灸拔其毒而愈。一童子玉茎患之，延及小腹数枚，作痛发热，以小柴胡汤吞芦荟丸，更贴神异膏，月余而安。一儒者患前证，先玉茎作痒出水，后阴囊、股内、小腹、胁臂发小瘰，或干或脓窠，误服祛风等药，肢体倦怠，恶寒发热，饮食渐减，大便不实，脉见浮弦，两尺浮数。此肾水虚热，肝木乘脾土也。用六味地黄丸、补中益气汤为主，佐以换肌消毒散而愈。一人患此，服攻毒等药，患处凸而色赤作痛，肢体倦怠，恶寒发热，脉浮而虚，此元气复伤而邪气实也，用补中益气汤二剂而愈。进士刘华甫患之数月，用轻粉、朱砂等药，头面背臀各结一块，二寸许，溃而形气消弱，寒热口干，舌燥唇裂，小便淋漓，痰涎上壅，饮食少思，此脾胃伤、诸脏弱而虚火动也，先用六君子二十余剂，又用补中益气汤加山药、山茱萸、麦门、五味服之，胃气复而诸证愈。惟小便未清，痰涎未止，用加减八味丸而痊。一男子患杨梅疮后，两腿一臂各溃二寸许，一穴脓水淋漓，少食无睡，久而不愈，以八珍汤加茯神、枣仁炒服，每日以蒜捣烂涂患处。灸良久，随贴膏药，数日少可，却用豆豉饼灸之，更服十全大补汤而愈。一妇人患之，皆愈，惟两腿两臁各烂一块如掌，兼筋挛骨痛，三载不愈，诸药不应，日晡热甚，饮食少思，以萆薢汤兼逍遥散，倍用茯苓、白术，数剂热止食进，贴神异膏，更服八珍汤加牛膝、杜仲、木瓜，三十余剂而痊。一妇人患此，燃轻粉药于被中熏之，致遍身皮塌，脓水淋漓，不能起居，以滑石、黄柏、绿豆粉末等药，铺席上，令可卧，更服神功托里散，月余而痊。俱薛按

117

# 囊痈 六三

立斋曰：囊痈属肝肾二经，阴虚湿热下注也。肿痛未作脓者，疏肝导湿；肿硬发热者，清肝降火；已溃者，滋阴托里。大抵此证属阴道亏，湿热不利所致，故滋阴除湿药不可缺。常治肿痛小便秘涩者，用除湿为主，滋阴佐之。肿痛已退，便利已和者，除湿滋阴药相兼用之。欲其成脓，用托里为主，滋阴佐之。候脓成，即针之，仍用托里滋阴。湿毒已尽者，专用托里。如脓清或多，或敛迟者，用大补之剂，及豆豉饼灸之。或溃后虚而不补，少壮者成漏，老弱者不治。脓清作渴脉大者，亦不治。

又法曰：若小便涩滞者，先用分利以泄其毒，继补阴以令其自消。若湿热退而仍肿痛，宜补阴托里，以速其脓。脓肿而便秘者，热毒壅闭也，先用托里消毒散，后用针以泄之，脓去即解；若脓去而肿痛不减者，热毒未解也，用清肝益营汤；口干而小便数者，肾经虚热也，六味丸；内热晡热者，肝经血虚也，四物加参术；体倦食少者，脾气虚热也，补中益气汤；脓水清稀者，气血俱虚也，十全大补汤。此证虽大溃而睾丸悬露，治得其法，旬日间肉可渐生而愈。若专攻其疮，阴道益虚，则肿者不能溃，溃者不能敛，少壮者多成痼疾，老弱者多致不起。亦有患痔久漏而串及于囊者，当兼治其痔，切忌寒药克伐，亏损胃气。

马益卿曰：囊痈者，湿热下注也。有作脓者，此浊气下流，入渗道，因阴道或亏，水道不利而然，脓尽自安，不药可也，惟在善于调摄耳。又有因腹肿渐流入囊，肿甚而囊自裂开，睾丸悬挂水出。以麸炭末敷之，外以紫苏包裹，仰卧而养之。痈疽入囊者，余尝治数人，悉以湿热入肝经施治，而用补阴佐之，虽脓溃皮脱，睾丸悬挂，皆不死。

一男子患此，未作脓而肿痛，以加味龙胆泻肝汤，二剂少愈，更以四物汤加木通、知母、黄柏而愈。一男子焮肿痛甚，小便涩，发热脉数，以龙胆泻肝汤倍用车前子、木通、茯苓，四剂势去其半；仍以前汤只加黄柏、金银花，四剂又减二三，便利如常，惟一处不消，此欲成脓也；再用前汤加金银花、白芷、皂角刺，六剂微肿痛，脉滑数，乃脓已成，令针之，肿痛悉退；投滋阴托里药，及紫苏末敷之而愈。一膏粱之客阴囊肿胀，小便不利，此中焦积热，乘虚下注，先用龙胆泻肝汤加黄柏、牛膝四剂渐愈，后用补阴八珍汤加柴胡、山栀而愈。后不守禁忌，前证复作，仍用补阴八珍汤、补中益气汤、六味丸而痊。又因劳倦发热，自用四物、黄柏、知母之类，虚证悉具，疮口大开，余谓五脏气血俱虚也，朝用补中益气，夕用六君加当归，各五十余剂，疮口始敛，又用六味丸调补痊愈。儒者陈时用考试不利，一夕饮烧酒入房，其妻不纳。翌日阴囊肿胀焮痛，遣人求治，与以清肝火除湿热之剂。城门夜闭，不及归服。翌日报云：夜来阴囊悉腐，玉茎下面贴囊者亦腐，此肝火挟酒毒而湿热炽盛也，仍以前清火除湿之剂加参、芪、归、术，四剂腐肉尽脱，睾丸悬挂，用大补气血，并涂当归膏，囊茎全复而愈。一男子醉而入房，阴囊肿胀大如斗，小腹胀闷，小水淋，发热口干，痰涎壅盛，此膀胱阴虚，酒毒所乘也，用六味丸料加车前、牛膝作饮，下滋肾丸，诸证顿退；再加五味、麦冬，二剂而愈；却以补中益气加麦冬、五味调理而瘳。若全用淡渗，复损真阴，决致不起。俱薛按

# 悬 痈 六四

立斋曰：悬痈谓疮生于玉茎之后，谷道之前，属足三阴亏损之证。轻则为漏，沥尽气血而亡；重则内溃而即殒。大抵此证原属肝肾阴虚，故不足之人多患之。虽一于补，犹恐不治，况脓成而又克伐，不死何俟？即寒凉之剂亦不可过用，恐伤胃气；惟制甘草一药，不损血气，不动脏腑，其功甚捷，最宜用之，不可忽也。焮肿或发热者，清肝解毒；肿痛者，解毒为主；肿痛而小便赤涩者，肝经湿热也，宜分利清肝；不作脓或不溃者，气血虚也，宜补之。

又，治法曰：凡初起湿热肿痛，或小便赤涩，宜先以制甘草一二剂，及隔蒜灸，更饮龙胆泻肝汤；焮肿痛甚，宜仙方活命饮，以制甘草佐之；若发热肿痛者，以小柴胡汤加车前、黄柏、芎、归。若不成脓，或脓成不溃者，八珍汤补之；若脓已成者，急针之；已溃者，用八珍汤加制甘草、柴胡梢、酒炒黄柏、知母。小便涩而脉有力者，仍用龙胆泻肝汤加制甘草。小便涩而脉无力者，清心莲子饮加制甘草。脓清不敛者，用大补之剂，间以豆豉饼灸之；久而不敛者，用附子饼灸之，并效。欲其生肌收敛，肾虚者，六味地黄丸；血虚者，四物加参术；气虚者，四君加芎归；脾虚者，补中益气汤；气血俱虚者，八

珍汤并十全大补汤。若用寒凉消毒则误矣。

陈良甫曰：治谷道前后生痈，谓之悬痈，用粉草一两，截断，以涧水浸润，炙令透内，细锉，用无灰酒煎服。有人患此已破，服两剂，疮即合。

一弱人茎根结核如大豆许，劳则肿痛，先以十全大补汤去桂加车前、麦冬、酒制黄柏、知母，少愈；更服制甘草，渐愈；仍以四物、车前之类而消。一男子患此，焮痛发热，以龙胆泻肝汤二剂及制甘草四剂而溃，再用滋阴之剂而愈。若或脓未成，以葱炒熟敷上，冷即易之，隔蒜灸之亦可。数日不消，或不溃，或溃而不敛，以十全大补汤加柴胡梢为主，间服制甘草，并效。若不保守，必成漏矣。一儒者患悬痈，服坎离丸及四物、黄柏、知母之类不应；脉浮洪，按之微细，余以为足三阴之虚，用托里散及补阴八珍汤，渐愈；又用六味丸、补中益气汤调补化源，半载而痊。大凡疮疡等证，若肾经火气亢盛，致阴水不能生化而患阴虚发热者宜用坎离丸，取其苦寒能化水中之火，令火气衰而水自生；若阳气衰弱，致阴水不能生化，而患阴虚发热者，宜用六味丸，取其酸温能生火中之水，使阳气旺而阴自生。况此证属肾经精气亏损者，十有八九；属肾经阳气亢盛者，十无一二。然江南之人患此者，多属脾经阴血亏损，元气下陷，须用补中益气汤升补阳气，使阳生而阴长；若嗜欲过多，亏损真阴者，宜用六味丸，补肾经元气以生精血，仍用补中益气汤，以培脾肺之生气而滋肾水。经云：阴虚者，脾虚也。但多误认为肾经火证，用黄柏、知母之类，复伤脾肺，绝其化源，反致不起，惜哉！通府张敬之患前证，久不愈，日晡热甚作渴，烦而喘，或用四物汤、黄柏、知母之类，病益甚，肢体倦，少食，大便不实，小便频数。谓余曰：何也？余曰：此脾虚之证，前药复伤而然，遂用补中益气加茯苓、半夏，数剂饮食渐进，前证渐愈，更加麦冬、五味，调理乃痊。经曰：脾属太阴，为阴土而主生血。故东垣云：脾虚元气下陷，发热烦渴，肢体倦怠等证，用补中益气汤，以升补阳气而生阴血。或误认为肾虚火盛而用四物、黄柏、知母之类，反伤脾胃生气，是虚其虚矣。况黄柏、知母乃泻阳损阴之剂，若非膀胱阳火盛而不能生阴水，以致发热者，不可用也。俱薛按

# 脱　疽 六五

立斋曰：脱疽以疔患于足或足趾，重者溃脱，故名之；亦有患于手指者，名曰蛀节疔，重者腐去本节，轻者筋挛。此证因膏粱厚味、酒面炙煿、积毒所致，或不慎房劳，肾水枯竭；或服丹石补药，致有先渴而后患者；有先患而后渴者，皆肾水亏涸，不能制火也。此证形势虽小，其恶甚大，不问肿溃，皆须隔蒜灸之，不痛者宜明灸之，庶得少杀其毒。凡初发而色黑不溃者不治，毒延入腹者不治，色黑不痛者亦不治，色赤作痛自溃者可治。若失解其毒，以致肉死色黑者，急斩去之。亦有因修手足口咬等伤而致者。若元气虚弱，或犯房事，或外涂寒凉，内服克伐，损伤脾胃，以致患处不溃，或黑延上足，亦多致死。重者须当用脚刀转解周骨，轻拽去之，使筋随骨出而毒得泄，亦不痛。否则毒筋内断，虽去而仍溃。且偏僻之处，气

血罕到，药难导达。况攻毒之剂，必先伤脾胃，及损元气，不若灸法为良，重者须解去为善。故孙真人云：在肉则割，在指则截。使不如此，则必致夭殁而害尤甚矣。况患处已坏，虽解不痛，又何惮而不为乎？患者当知之。若女人患此，又多因扎缚，血脉不通，遂成死肉。惟当壮其脾胃，行其经络，生其血气则愈。

又，治法曰：色赤作痛者，元气虚而湿毒壅盛也，先用隔蒜灸，更用解毒药，如活命饮、托里散之属；仍速用补剂，如十全大补汤、加减八味丸，则毒气不致上侵，元气不致亏损，庶可保生。作渴者，宜滋阴降火。色黑者不治。

崔氏方　治手足甲疽，或因修甲伤肉，或因损足成疮，溃烂上脚。用绿矾置铁板上煅沸，色赤如溶金色者为真，沸定取出研末，以盐汤洗而搽之。

一男子足指患之，焮痛色赤发热，隔蒜灸之，更以人参败毒散去桔梗加金银花、白芷、大黄，二剂痛止；又用十宣散去桔梗、官桂，加天花粉、金银花，数剂而痊。一男子足指患之，色紫不痛，隔蒜灸五十余壮，尚不知痛，又明灸百壮始痛，更投仙方活命饮四剂，乃以托里药溃脱而愈。一膏粱之人先作渴足热，后足大指赤痛，六脉洪数而无力，左尺为甚，余谓此足三阴虚证，当滋化源为主，彼固服除湿败毒等剂，元气益虚，色黯延足。余乃朝用补中益气汤，夕用补阴八珍汤，各三十余剂，及桑枝灸，溃而脓清，作渴不止，遂朝以前汤送加减八味丸，夕用十全大补汤，三十余剂而痊。是时同患此证，服败毒之药者，俱不救。一膏粱人年逾五十亦患此，色紫黑，脚焮痛，喜其饮食如故，动息自宁，为疮疡之善证，尚可治，遂以连翘消毒散六剂，更以金银花、甘草节、瓜蒌二十余剂，患指溃脱；再以当归、川芎、连翘、生地、金银花、白芷二十余剂而愈。一刍荛左足指患一泡，麻木色赤，次日指黑，五日其足黑冷，不知疼痛，脉沉细，此脾胃受毒所致。以飞龙夺命丹一服，翌日令割去足上死肉，割后骨始痛而可救，遂以十全大补汤治之而愈。盖死肉乃毒气盛而拒绝营气所致，况至阴之下，气血难达。经曰：风淫末疾。即此是也。向若攻伐之，则元气愈虚，邪气愈盛，乘虚上侵，必致不救。俱薛按

# 脚　发 六六

立斋曰：脚发之证，属足三阴精血亏损，或足三阳湿热下注。若色赤肿痛而溃脓者，属湿热下注，为可治；若色微赤微肿而脓清者，属精血亏损，为难治；若黑黯不肿痛，不溃脓，烦热作渴，小便淋漓者，阴败末传，恶证也，为不治。治法：湿热下注者，先用隔蒜灸、活命饮以解壅毒，次服益气汤、六味丸以补精气；若色黯不痛者，着肉灸、桑枝灸以行壅滞、助阳气，更用十全大补汤、八味丸以壮脾土、滋化源，多有复生者。若专治其疮，复伤生气，吾未见其生者。

阁老靳介庵脚趾缝作痒，出水肿欹，脚面敷止痒之药不应，服除湿之药益甚。余以为阴虚湿热下注，用六味地黄丸、补中益气汤而愈。大参李北溪左足赤肿作痛，此足三阳经湿热下注，先用隔蒜灸与活命饮一剂，其痛顿止，灸患处出水，赤肿顿消；次用托里消毒散四剂，灸患处出脓而愈。

一儒者患此，肿硬色白，两月余矣，此足三阴亏损，为外寒所侵也，用大防风汤及十全大补汤兼服而消。后场屋不利，饮食劳倦，前证复作，盗汗内热，饮食不化，便滑肌瘦，此脾土虚寒，而命门火不能相生，用八味丸、益气汤百余剂，喜其年壮得愈。一男子脚心发热，作渴引饮，或用四物、芩、连、知、柏之类，腹痛作呕，烦热大渴，此足三阴亏损，前药复伤脾胃也。先用六君加炮姜，数剂而脾胃醒，再用补中益气加茯苓、半夏而脾胃健，乃以加减八味丸兼服，半载而愈。一儒者脚心发热作痒，以滚汤侵渍而出水，肌体骨立，作渴吐痰，此脾肾虚而水泛为痰也，服益气汤、六味丸，年余元气复而诸证愈。俱薛按

# 足跟疮 六七

立斋曰：足跟乃督脉发源之所，肾经所过之地。若饮食失节，起居失宜，亏损足三阳经则成疮矣。若漫肿寒热，体倦少食，属脾虚下陷也，用补中益气汤；若晡热作痛，头目不清，属脾虚阴火也，前汤并六味丸；若痰涎上升，或口舌生疮，属肾水干涸也，前汤并加减八味丸。凡此皆当滋其化源，若治其外则误矣。俗云兔啮疮者，盖猎人被兔咬脚跟，或疮久而不敛，必气血沥尽而死。若人脚跟患此，亦终难愈，因名兔啮也。

一男子素不慎起居，内热引饮，作渴体倦，两足发热，后足跟作痛。或用清热除湿之剂，更加发肿，又服败毒之药，焮

赤痛甚，复用清热祛毒，溃裂番张，状如赤榴，热痛如锥，内热晡热，此以足三阴亏损，朝用十全大补汤，夕用加减八味丸，外敷当归膏，两月余而愈。其服消毒等药而殁者，不能枚举。太尹陈汝邻两腿酸软，或赤或白，足跟患肿，或痛，或痒后痛，而或如无皮，或如皱裂，日晡至夜，胀痛焮热，用补中益气汤加八味丸料，补其肝肾而愈。一男子患足跟疮肿痛，服消毒散，搽追蚀药，虚证迭出，形体骨立，自分必死，余用十全大补汤兼山药、山茱萸，两月余而愈。一妇人两足发热，两跟作痛，日晡热甚，余以为肝肾血虚，用加味逍遥散、六味地黄丸，五十余剂而愈。杨锦衣脚跟生疮如豆许，痛甚，状似伤寒，以还少丹、内塞散治之，稍可；次因纳宠作痛，反服攻毒药，致血气愈弱，腿膝痿弱而死。盖足跟乃二跷发源之处，肾经所由之地，若疮口不合，则跷气不能发生，肾气由此而泄，故为终身之疾。况彼疮先得于虚，复不知戒，虽大补气血，犹恐不及，安可服暴悍攻毒之药以戕贼之乎？俱薛按

# 肾脏风疮 六八

立斋曰：肾脏风属肾虚风邪乘于臁胫，以致皮肤如癣，或渐延上腿，久则延及遍身。外证则瘙痒成疮，脓水淋漓，眼目昏花；内证则口燥舌干，腰腿倦怠，吐痰发热，盗汗体疲。治法用六味丸为主，佐以四生散。若脾胃虚弱者，用补中益气汤为主，佐以六味丸、四生散为善。

钦天薛循斋年六十有一，两臁患之，脓水淋漓，发热吐痰

四年矣。此肾脏风证也，与六味丸、四生散而瘥。年余复作，延及遍身，日晡益甚，痰渴盗汗，唇舌生疮，两目昏赤，皆肾经虚火而水泛为痰也，用加减八味丸而愈。三年后，小便淋沥，茎中涩痛，此思色精不出而内败也，用前丸及补中益气汤加麦门、五味而愈。薛按

凡肾囊湿痒，抓破成疮，俗名肾上风也。外治之法，但以黄丹、枯矾、生牡蛎共为末，搽擦即愈，或以蛇床子同白矾煎汤洗之亦可。

# 臁　疮　六九

立斋曰：臁疮生于两臁，初起赤肿，久而腐溃，或浸淫瘙痒，破而脓水淋漓。盖因饮食起居，亏损肝肾，或因阴火下流，外邪相搏而致。外臁属足三阳湿热可治，内臁属足三阴虚热难治。若初起恶寒壮热，焮肿作痛者，属湿热，用槟苏散；若漫肿作痛，或不肿不痛者，属阴虚，用补阴八珍汤；若脓水淋漓，体倦食少，内热口干者，属脾虚，用补中益气汤加茯苓、酒炒白芍药；若午后热，或作痛，头目不清者，属阴火，前汤加酒炒黑黄柏及六味地黄丸；若午后发热，至子时方止，是血虚，前汤加芎、归、熟地；若郁结伤脾而甚者，用归脾汤加柴胡、山栀；若怒动肝火而甚者，用补中益气汤加川芎、山栀、黄芩；若内热口干，肢体倦怠，或痰涎上升，或口舌生疮，属脾肾虚热，用六味地黄丸、补中益气汤；若患处黑黯，肢体畏寒，饮食少思，属脾肾虚败，用八味地黄丸；若误用攻

伐，复损胃气，绝其化源，治亦难矣。

鸿胪翟少溪两臁生疮，渐至遍身发热，吐痰，口燥咽干，盗汗心烦，溺赤足热，日晡益甚，形体日瘦，此肾经虚火也，用六味丸，不一月诸证悉退，三月元气平复。陈湖陆懋诚素因阴虚，过饮入房，发热腿痛似臁疮，用发表之剂，两腿肿黯，热气如雾，欲发痉，脉皆洪数，两尺尤大。余曰：属足三阴虚，酒湿所乘，元气损而邪益甚耳，用十全大补加山药、山茱萸、附子一剂，脉证顿退，却去附子，又二剂痊愈。<sub>薛按</sub>

# 天疱疮 七十

天疱疮形如水泡，皮薄而泽，或生头面，或生遍身，乃太阴阳明风热所致，故见于皮毛肌肉之间，宜清血凉血，热解则愈。如兼表邪而发热脉数者，宜荆防败毒散；如火盛者，或加芩、连、连翘、金银花、玄参之属；如焮肿疼痛，脉数便结者，此表里俱实也，宜防风通圣散双解之；如外多毒水，以金黄散敷之，无有不愈。

# 赤白游风 七一

立斋曰：赤白游风属脾肺气虚，腠理不密，风热相搏；或寒闭腠理，内热怫郁；或因虚火内动，外邪所乘；或肝火血热、风热所致。治法：若风热，用小柴胡汤加防风、连翘；血热，用四物汤加柴胡、山栀、丹皮；风热相搏，用荆防败毒散；内热外寒，用加味羌活汤；胃气虚弱，用补中益气汤加羌活、防风及消风散；血虚，用加味逍遥散；阴虚，逍遥散、六味丸；肝肾虚热，用六味丸则火自息，风自定，痒自止。若用祛风辛热之剂，则肝血愈燥，风火愈炽，元气愈虚，腠理不闭，风客内淫，肾气受伤，相火翕合，血随火耗，反为难治矣。

一男子秋间发疙瘩，此元气虚而外邪所侵也，先用九味羌活汤二剂，又用补中益气加羌、防而愈。后不慎起居，盗汗晡热，口干唾痰，体倦懒言，用补中益气汤、加减八味丸而愈。一妇人身如丹毒，搔破脓水淋漓，热渴头晕，日晡益甚，用加味逍遥散而愈。一女子赤晕如霞，作痒发热，用加味小柴胡汤加生地、连翘、丹皮而愈。俱薛按

# 翻花疮 七二

立斋曰：翻花疮者，由疮疡溃后，肝火血燥生风所致。或疮口胬肉突出如菌，大小不同；或出如蛇头，长短不一。治法当滋肝补气，外涂藜芦膏，胬肉自入。须候元气渐复，脓毒将尽，涂之有效，不然虽入而复溃。若误用刀针、蚀药、灸火，其势益甚，或出血不止，必致寒热呕吐等证，须大补脾胃为善。

判官张承恩内股患痈将愈，翻出一肉如菌。余曰：此属肝经风热血燥，当清肝热，养肝血。彼为不然，乃内用降火，外

用追蚀，蚀而复翻，翻而复蚀，其肉益大，元气益虚，始信余言。遂内用栀子清肝散，外用藜芦膏而痊。一上舍素膏粱善怒，耳下结一核，从溃而疮口翻张如菌，嫩连头痛，或胸胁作胀，或内热寒热，或用清热消毒之药，年余未瘥，余用补中益气汤、六味地黄丸而寻愈。一男子背疮敛如豆许，翻出肉寸余，用消蚀割系法，屡去屡大，此肝经血虚风热，余用加味逍遥散三十余剂，涂藜芦膏而消，又用八珍汤倍用参、芪、归、术而敛。一妇人素善怒，臂患痈，疮口出肉长二寸许，此肝肾郁怒，气血虚而风内动也，用加味逍遥散、涂藜芦膏而愈。后因怒，患处胀闷，遍身汗出如雨，此肝经风热，风能散气故耳，仍用前散，并八珍汤而愈。俱薛按

# 痔　漏 七三 附脏毒下血按

丹溪云：漏疮须先服补药以生气血，即参、芪、归、术、芎大剂为主；外以炮附子为末，唾津和为饼，如三钱厚，安疮上，以艾炷灸之，漏大艾炷亦大，漏小艾柱亦小，但灸令微热，不可令痛，干前易之，如困则止，来日如前再灸，直至肉平为效。亦有用附片灸之，以补气血药作膏贴之。

立斋曰：痔属肝、脾、肾三经，凡阴精亏损者难治，多成漏证。若肺与大肠二经风热湿热者，热退自愈，若不守禁忌者亦成漏证。此因醉饱入房，筋脉横解，精气脱泄，热毒乘虚流注；或淫极强固其精，以致木乘火势而侮金；或炙煿厚味过

多，或劳伤元气，阴虚火炽，皆成斯疾。若破而不愈，即成漏矣。有串臀者，有串阴者，有串肠者，有秽从疮口而出者，形虽不同，治颇相似。其肠头肿成块者，湿热也；作痛者，风热也；大便燥结者，火也；溃而为脓者，热胜血也。当各推其所因而治之。

治法曰：凡初起焮痛便秘，小便不利者，宜清热凉血、润燥疏风；若气血虚而为寒凉伤损者，宜调养脾胃、滋补阴精；大便秘涩或作痛者，润燥除湿；肛门坠痛者，泻火导湿；下坠肿痛而痒者，祛风胜湿；小便涩滞肿痛者，清肝导湿；其成漏者，养元气，补阴精为主。大凡痔漏下血，服凉血药不应者，必因中气虚不能摄血，非补中升阳之药不能愈，切忌寒凉之剂。亦有伤湿热之食，成肠癖而下脓血者，宜苦寒之剂内疏之。脉弦绝涩者难治，滑大柔和者易治。经云：因而饱食，筋脉横解，肠澼为痔，其属肝脾肾也明矣。若有患痔而兼疝，患疝而兼下疳，皆属肝肾不足之变证，但用地黄丸、益气汤以滋化源为善，若专服寒凉治火者，无不致祸。

一男子患痔成漏，每登厕则痛，以秦艽防风汤加条芩、枳壳，四剂而愈，以四物加升麻、芩、连、荆、防，不复作。一男子患痔漏，每登厕则肛门下脱作痛，良久方收，以秦艽防风汤数剂少愈，乃去大黄加黄芪、川芎、芍药而痛止，更以补中益气汤二十余剂，后再不脱。一儒者脓血淋漓，口干作渴，晡热便血，自汗盗汗，余谓此肝肾阴虚也，不信，仍服四物、芩、连、知、柏之类，食少泻呕，余先用补中益气汤加茯苓、半夏、炮姜，脾胃渐醒，后用六味丸朝夕服，两月余，诸证悉愈。一男子患此，服寒凉之剂，侵晨去后不实，食少体倦，口

干作渴，小腹重坠，余用补中益气汤而下坠顿止，用四神丸而食进便实，用地黄丸而疮寻愈。俱薛按

一男子脏毒下血，服凉药败毒药不惟不能止，且饮食日减，肢体愈倦，脉数而涩。先以补中益气汤数剂少止，更以六君子汤加升麻、炮姜，四剂而止，乃去炮姜加芎归，月余，脾胃亦愈。常治积热成风下血者，先以败毒散散之，胃寒气弱者，用四君子汤或参苓白术散补之并效。一男子脏毒下血，脾气素弱，用六君子汤加芎、归、枳壳、地榆、槐花治之而愈，后因谋事血复下，诸药不应，余意思虑伤脾所致，遂投以归脾汤，四剂而痊。大抵此证所致之由不一，当究其因而治之，丹溪云：芎归汤一剂，乃调血之上品，热加赤茯苓、槐花；冷加白茯苓、木香，此则自根自本之论也。虽然，血气出于谷气，故大肠下血，以胃药收功，宜四君子汤或参芪白术散，以枳壳散、小乌沉汤和之，胃气一回，血自循经络矣。凡肠风者，邪气外入，随感随见；脏毒者，蕴积毒久而始见。又云：人惟坐卧风湿，醉饱房劳，生冷停寒，酒面积热，以致营血失道，渗入大肠，此肠风脏毒之所由作也。挟热下血者，清而色鲜；挟冷下血者，浊而色黯。清则为肠风，浊则为脏毒。先便而后血者其来远，先血而后便者其来近。治法大要：先当解散脾胃风邪，热则败毒散，冷则不换金正气散加川芎、当归，后随其冷热治之。一妇人素患痔漏，每因热则下血数滴，以四物汤加黄连治之即愈，后为大劳，疮发肿痛，经水不止，脉洪大无力，此劳伤血气，火动而然也，用八珍汤加芩、连、蒲黄，二剂而止；后去蒲黄、芩、连加地骨皮，数剂而安。丹溪曰：妇人崩中者，由脏腑伤损，冲任二脉血气俱虚故也。若劳动过极，脏

俯俱伤，以致冲任气虚，不能约制经血，故忽然而下，谓之崩中暴下，治宜大补气血之药，举养脾胃，微加镇坠心火之剂，以治其心，补阴泻阳，经自正矣。俱薛按

## 论外通用方

枯痔水澄膏外二百三十

如神千金方外二百三十一

三品锭子外二百二十四

羊胆膏外二百二十五

熊胆膏外二百二十七

水银枣子膏外二百二十六

蜗牛膏外二百二十八

一方　凡痔疮初起，痛痒不止，以旧布鞋底烘热，频频熨之，冷则再烘再熨，其痛痒则止。

## 灸　法

命门灸七壮，治五种痔漏；长强灸随年壮，治五痔、便血最效。

一法　治痔疾大如胡瓜，贯于肠头，发则疼痛僵仆，先以荆芥汤洗之，次以艾灸其上三五壮，若觉一道热气贯入肠中，必大泻鲜血秽血，一时许觉痛甚，后其疾乃愈。

# 跌打损伤 七四

凡跌打损伤，或从高坠下，恶血流于内，不分何经之伤，皆肝之所主。盖肝主血也，故凡败血凝滞，从其所属而必归于肝，多在胁肋小腹者，皆肝经之道者也。若其壅肿痛甚，或发热自汗，皆当酌其虚实，而以调血行经之药治之。

脉法：如《内经》曰：肝脉搏坚而长，色不青，当病堕若搏，因血在胁下，令人呕逆。《金匮》云：寸口脉浮微而涩，然当亡血若汗出。设不汗出者，当身有疮，被刀斧所伤，亡血故也。《脉经》云：金疮出血太多，其脉虚细沉小者生，浮数实大者死；砍刺出血不止，其脉来大者七日死，滑细者生；从高颠仆，内有瘀血，腹胀，脉坚强者生，小弱者死；破伤有瘀血在内者，脉坚强实则生，虚小弱则死；若血亡过多者，脉细小则生，浮大数实则死。皆为脉病不相应故也。

治法：凡胸满胁胀者，宜行血；老弱者，宜行血活血；腹痛者，宜下血；瘀肉不溃，或溃而不敛，宜大补气血；若打扑坠堕稍轻，别无瘀血等证，而疼痛不止者，惟和气血、调经脉，其痛自止，更以养气血，健脾胃，则无有不效；亦有痛伤胃气，作呕或不饮食者，以四君子汤加当归、砂仁之类调之。若有瘀血，不先消散而加补剂，则成实实之祸；设无瘀血而妄行攻利，则致虚虚之祸。故凡治此证，须察所患轻重，有无瘀血，及元气虚实，不可概行攻下，致成败证。盖打扑坠堕，皮肉不破，肚腹作痛者，必有瘀血在内，宜以复元活血汤攻之；

老弱者，四物汤加红花、桃仁、穿山甲，补而行之。若血去多而烦躁，此血虚也，名曰亡血，宜补其血。如不应，当以独参汤补之。

凡损伤不问老弱及有无瘀血停积，俱宜服热童便，以酒佐之，推陈致新，其功甚大。若胁胀，或作痛，或发热烦躁，口干喜冷，惟饮热童便一瓯，胜服他药，他药虽亦可取效，但有无瘀血恐不能尽识，反致误人，惟童便不动脏腑，不伤气血，万无一失。常询之诸营，操军常有坠马伤者，何以愈之？俱对曰：惟服热童便即愈。此其屡试之验亦明矣。然惟胃虚作呕及中寒泄泻者不可服。大凡肿痛或伤损者，以葱捣烂，炒热罨之，或用生姜、葱白同捣烂，和面炒热罨之尤炒；或用生姜、陈酒糟同捣烂，炒热罨之亦可。外治损伤诸方，如秘传正骨丹、没药降圣丹、当归导滞散、黑丸子、《本事》接骨方、十味没药丸、洗损伤等十余方，俱有妙用，所当详察。

立斋曰：余于壬申年被重车碾伤，闷瞀良久复苏，胸满如筑，气息不通，随饮热童便一碗，胸宽气利，惟小腹作痛。吾乡银台徐东濠先生与复元活血汤一剂，便血数升，肿痛悉退，更服养血气药而痊。戊辰年公事居庸，见覆车被伤者七八人仆地呻吟，一人未苏，余俱令以热童便灌之，皆得无事。

# 杖 疮 七五

杖疮一证，凡其甚者，必以瘀血为患。血瘀在外者，浅则砭之，深则刺之，内溃者开之，腐肉者取之；血瘀在内者，宜以活血流气之药和之，甚者利之行之，此治血凝之法也。然其受刑之时，号叫则伤气，忍痛则伤血，悲愤则伤志，血气情志俱伤，虚所必致，若不培补，则羸困日甚矣。况脾主肌肉，脾气受伤，则饮食必减，血脉损坏，则肌肉俱病。故凡既伤之后，但察其虚多滞少者，则宜以参、芪、归、术、熟地、甘草之属，专理脾气以托气血，脾健则元气日复，肌肉自生，可保无虞矣。其有伤筋骨而作痛者，宜没药降圣丹治之；若牙关紧急，或腰背反张者，以玉真散治之，并效。总之，此证宜先察其有瘀无瘀，及形气虚实，酌而治之。凡诸变证，治法有未尽者，宜与前跌打损伤条互参通用。外杖疮四方，见外科方中。

文刑部用晦，伏阙谏南巡，受杖，瘀血已散，坏肉不溃，用托里之药，稍溃而脓清，此气血虚也，非大剂参芪不能补。文君亦善医，以为恐腹满，余强之而饮食稍思，遂加大补，饮食日进，肉溃脓稠而愈。又治江翰林诸公与文同事者九人，皆先散其瘀血，渐用排脓托里之药，俱愈。夏凤，北京人，因杖疮臀膝通溃，脓瘀未出，时发昏愦，此脓毒内作而然也。急开之，昏愦愈甚，此虚也，以八珍汤一服少可，数服死肉自腐，顿取之，令用猪蹄汤洗净，以神效当归膏涂贴，再以十全大补汤，两月而愈；若更投破血之剂则危矣。薛按

# 破伤风 七六

《病机》云：破伤风者，有因卒暴伤损，风寒袭之，传播经络，致使寒热更作，身体反张，口噤不开，甚者邪气入脏；

有因诸疮不瘥，营卫俱虚，肌肉不生，疮眼不合，邪亦能外入于疮，为破伤风之候；有诸疮不瘥，举世皆言著灸为上，是为热疮。而不知火热客毒，逐经为变，不可胜数，微则发热，甚则生风而搐，或角弓反张，口噤目斜；亦有破伤不灸而病此者，因疮着白痂，疮口闭塞，气难通泄，故阳热易为郁结，热甚则生风也。

徐用诚曰：此论所因有四：二者因疮口入风，似属外因；一者因灸生热，似属不内外因；一者因疮口闭塞，内热生风，似属内因也。又云：破伤风证，故方药论甚少，岂非以此疾与中风同论，故不另立条目也。惟河间论与伤寒表里中三法同治，其言病因，有因外伤于风者，有因灸者，有因内热所作者，然与中风相似也，但中风之人尚可淹延岁月，而破伤风者，犯之多至不救。盖中风有在经在腑在脏之异，独入脏者最难治。破伤风，或始而出血过多，或疮早闭合，瘀血停滞，俱是阴虚受病，乃五脏之所主，故此风所伤，始虽在表，即随必传入脏，故多死也。此病或因疮口坦露，或因疮口闭密，皆能为之。若病已十分安全而忽有此，大抵皆由内气虚而有郁热者乃得之。若内气壮实而无郁热者，虽害而无所害也。

立斋曰：大法破伤中风，风热燥甚，怫郁在表，而里气尚平者，必善伸数欠，筋脉拘急，时或恶寒，或筋惕而搐，脉浮数而弦，皆表证也，宜以辛热治风之药，开散结滞，是与伤寒表热怫郁而以升麻汤辛热发散者同也。然凡用辛热开其风热结滞者，宜以寒药佐之，则免其药虽中病，而风热转甚也，如治伤寒发热用麻黄、桂枝而加黄芩、知母、石膏之类是也。若近世以甘草、滑石、葱、豉寒药发散甚妙。若表病不已，渐伤入里，里又未太甚，而脉在肌肉者，宜以退风热、开结滞之寒药调之，或微加治风辛热亦得，犹伤寒在半表半里，而以小柴胡和解之意也；若里热已甚，舌强口噤，项背反张，惊搐惕搦，涎唾稠黏，胸腹满塞，或便溺闭结，或时汗出，脉洪数而弦。然出汗者，由风热甚于里而表邪已罢，腠理疏泄，心火内盛，故汗出也，法宜除风散结，以寒药下之，后用退风热、开郁滞之寒药调之，热退结散，则风自愈矣。凡治此者，亦宜用按摩导引之法，及以药斡开牙关，勿令口噤，使粥药得下也。

一妇人臀痈将愈，患破伤风，发热搐搦，脉浮数，余以当归地黄汤治之，彼不信，乃服发散败毒药，果甚，始信而服之，数剂而痊。一男子背疮未痊，敛以膏药，剪孔贴之，患破伤风证而殁。此先失于内补，外邪袭其虚耳。余见此证贴膏药，剪孔欲其通气，而反患破伤风，搽敛药生肌，欲其收口而反助余毒，以致殁者多矣，可不慎哉？薛按

破伤风通用方

豨莶酒 外二百五十六

防风汤 外二百五十七

蜈蚣散 外二百六十四

大芎黄汤 外二百六十一

羌活汤 外二百五十九

白术防风汤 外二百五十八

玉真散 外二百六十二

敷药 外二百五十五

养血当归地黄汤 外二百六十三

# 类破伤风 七七

立斋曰：大风痈疽溃后，筋糜肉烂，脓血大泄，阳随阴散，或筋脉拘急，恶寒惕搦；甚者舌强口噤，项背反张，痰涎壅盛，便闭汗出，不时发热，此气血俱虚而变见若此。虽与破伤风相类，而主治之法，但当大补血气。若果有风证，亦须以大补气血为主，而兼以治风之药。设若不审是非而妄药之，则误矣。

司徒边华泉，肩患痈而发热，目直或瞤，殊类中风，日晡热甚，脉益数，此足三阴气血亏损，虚火妄动也，用参、芪、归、术、炙甘草加酒炒黑黄柏、五味、麦冬、肉桂，四剂而愈，又数剂而敛。一儒者患腿痈，深蓄于内，肉色不变，久不穿溃，针出脓瘀五碗许，恶证骈臻，全类中风，此脾胃虚而变证也，用六君子汤加当归、炮姜及圣愈汤，各四剂而安；又劳心不寐，用归脾汤而愈。薛按

# 斑疹丹毒 七八

斑疹一证，虽已有正门详载，然彼以小儿麻醋为言，其有非麻醋而无论大人小儿忽患斑疹小疮者，此虽与彼相类，而实有小异也，是亦不可不辨而治之，盖多由风热外感之证耳。治此之法，脉浮而身热有表证者，惟散风邪为主。脉浮而数者，

祛风兼清热；脉沉滑而无表证者，清火为主；脉浮沉俱滑数而表里兼见者，宜表里双解之。然惟小儿多有此证，须察其表里虚实，酌而治之可也。总之，小儿脆弱，宜安里之药多，攻发之药少，秘则微泄之，结则微导之，但令邪气不壅而散之易，则证轻而儿自安矣。大抵身温暖者顺，身凉者逆。

王海藏曰：前人云首尾俱不可下者，何也？曰：首不可下者，为斑未见于表，下则邪气不得伸越，此脉证有表而无里，故禁首不可下也；尾不可下者，为斑毒已显于外，内无根蒂，大便不秘，本无一切里证，下之则斑气陷逆，故禁尾不可下也。

洁古曰：斑疹之病，其为证各异。发焮肿于外者，属少阳三焦相火也，谓之斑；小红靥行皮肤之中不出者，属少阴君火也，谓之疹。凡见斑证，若自吐泻者多吉，慎勿乱治，谓邪气上下俱出也；若斑疹并出者，其邪必甚，小儿难胜，是以多生别证也，然首尾皆不可下。

立斋曰：凡小儿丹毒，遍身俱赤，不从砭治，以致毒气入腹则不救。盖此证乃恶毒热血蕴蓄于命门，遇相火而合起也。如霞片者，须砭去恶血为善；如肿起赤色，游走不定者，宜先以生麻油涂患处，砭之以泄其毒；凡从四肢起入腹者不治。虽云丹有数种，治有数法，无如砭之为善。常见患稍重者，不用砭法俱不救。

一妇人患斑作痒，脉浮，以消风散四剂而愈。一妇人患斑作痒，脉浮数，以人参败毒散二剂少愈，更以消风散四剂而安。一男子患斑，色赤紫焮痛，发热喜冷，脉沉实，以防风通圣散一剂顿退，又以荆防败毒散加芩连四剂而愈。一老人患疹，色微赤，作痒发热，以人参败毒散二剂少愈，以补中益气汤加黄芩、山栀而愈。一小儿患疹，发热作痛，烦渴，欲以清凉饮下之，诊其脉不实，举指不数，此邪在经络也，不可下，遂以解毒防风汤，二剂而愈。此证小儿多患之，须详审在表在里，及邪之微甚而治之。一儿作痒发热，以犀角散一剂，作吐泻，此邪气上下俱出也，毒必自解；少顷，吐泻俱止，其疹果消。吐泻后，脉见七至，此小儿和平之脉也，邪已尽矣，不须治，果愈。俱薛按

一男子患丹毒，焮痛便秘，脉数而实，服防风通圣散不应，令砭患处，去恶血，仍用前药而愈。一小儿腿患丹如霞，游走不定，先以麻油涂患处，砭出恶血，毒即渐散，更以神功托里散一剂而安。一小儿患丹毒，外势虽轻，内则大便不利，此患在脏也，服大连翘饮，敷神功散而瘥。一小儿遍身皆赤，砭之，投解毒药而愈。尝治小儿丹毒，便秘或烦躁者，服五福化毒丹亦效。俱薛按

白虎丹方治，在《外科方》二九二。

# 瘤　赘 七九

立斋曰：《内经》云：肝主筋而藏血，心裹血而主脉，脾统血而主肉，肺司腠理而主气，肾统骨而主水。若怒动肝火，血涸而筋挛者，自筋肿起，按之如筋，久而或有赤缕，名曰筋瘤；若劳役火动，阴血沸腾，外邪所搏而为肿者，自肌肉肿起，久而有赤缕，或皮俱赤者，名曰血瘤；若郁结伤脾，肌肉

消薄，外邪所搏而为肿者，自肌肉肿起，按之实软，名曰肉瘤；若劳伤肺气，腠理不密，外邪所搏而壅肿者，自皮肤肿起，按之浮软，名曰气瘤；若劳伤肾水，不能荣骨而为肿者，自骨肿起，按之坚硬，名曰骨瘤。夫瘤者留也，随气凝滞，皆因脏腑受伤，气血乖违，当求其属而治其本。大凡属肝胆二经结核，宜八珍加山栀、胆草以养气血、清肝火，六味丸以养肺金、生肾水；若属肝火血燥，须生血凉血，用四物、二地、丹皮、酒炒黑胆草、山栀；若中气虚者，补中益气汤兼服之。若治失其法，脾胃亏损，营气虚弱，不能濡于患处；若寒气凝于疮口，营气不能滋养于患处，以致久不生肌而成漏者，悉宜调补脾气，则气血壮而肌肉自生矣；若不慎饮食起居及七情六淫，或用寒凉蚀药、蛛丝缠、芫花线等法以治其外，则误矣。

按：瘤赘一证，如前薛论已尽其略。然此五瘤之外，又惟粉瘤为最多。盖此以腠理津沫，偶有所滞，聚而不散，则渐以成瘤，是亦粉刺之属，但有浅深耳。深者在皮里，则渐大成瘤也。余尝闻之先辈曰：瘤赘既大，最畏其破，非成脓者，必不可开，开则牵连诸经，漏竭血气，最难收拾，无一可活。及详考薛按所载数人，凡其溃破者皆至不治，诚信然也，不可不知。兹纪子于三旬之外，忽于臀下肛门前骨际皮里生一小粒，初如绿豆许，不以为意，及半年而如黄豆矣，又一年而如皂子，复如栗矣。此时乘马坐椅，皆有所碍，而渐至痛矣，然料此非敷药可散，又非煎药可及，使其日渐长大，则如升如斗，悬挂腰股间，行动不便，岂不竟成废物乎？抱忧殊甚，谋之识者，皆言不可割刺，恐为祸不小。余熟筹数月，莫敢妄动。然窃计此时乘小不取，则日后愈大愈难矣，将奈之何？尝见人臀股间受箭伤者，未必即死，此之利害，不过如是，遂决意去之。一日饮酒微醺，乘醉以柳叶针刺之，所出者皆如豆腐白皮之属，盖即粉瘤也。刺后顿消，余甚快然；及两日后，则肿如热痛，余以会通膏贴三日，脓溃而愈，余又快然；不两日，又肿起，更热更大，余则大惧大悔，谓瘤赘诚不可刺也。然而无奈，复以会通膏贴之，又三日而大溃，则溃出一囊如鱼胞者，然后收口痊愈。今愈后数十年，此间仍有一小窍，诚险证也。向非余之勇决，则此后不知作何状，使开之再迟，则真有不可收拾矣。是以病不早治，则不知所终，此亦可为治病者之鉴。

新按

刺灸法：向一人于眼皮下弦生一小瘤，初如米粒，渐大如豆，其人疑畏，求治于外科。彼用攒针三四枚，翻转眼皮，刺其内膜，少少出血，如此二三次，其瘤日缩，竟得尽消。又一人于手臂生一瘤，渐大如龙眼，其人用小艾于瘤上灸七壮，竟尔渐消不长，亦善法也。或用隔蒜灸之，亦无不可。

凡于不便处有生此物者，当以此二法酌宜用之。大都筋病宜灸，血病宜刺。或有以萝卜子、南星、朴硝之类敷而治者，亦可暂消。若欲拔根，无如前法。

蛛丝缠法可治瘤赘未甚大者，其法最妙。余尝见一人于腹上生一瘤，其大如胡桃，一治者取蛛丝捻成粗线，缠札其根。数日其丝渐紧，瘤根渐细，屡易屡细，不十日竟尔脱落，诚奇法也。可见诸线日松，惟蛛丝日紧，物理之妙，有当格致者如此。然亦缠治宜早，若形势既大，恐不宜也。

薛氏按曰：一男子左腿外侧近臀肿一块，上有赤缕三年矣，饮食起居如常，触破涌出脓血，发热恶寒，此胆经受证，故发于腿外侧。诊其脉，左尺洪数，左关弦洪，此肾水不能生肝木，用补中益气汤、六味地黄丸而瘥。一男子小腹患之，脓水淋漓，此足三阴之证，用补中益气汤加麦门、五味以培脾土，用六味地黄丸以生肾水，更用芦荟丸以清肝火而敛。一老儒眉间患之三年，其状如紫桃下坠，盖目按之如水囊，此肝脾之证，脓瘀内溃而然耳。遂刺出血脓，目即开，以炒黑胆草、山栀、芎、归、芍药、柴胡、白术、茯苓等药而愈。

# 疣 八十

立斋曰：疣属肝胆经风热血燥，或怒动肝火，或肝客淫气所致。盖肝热水涸，肾气不荣，故精亡而筋挛也，宜以地黄丸滋肾水以生肝血为善。若用蛛丝缠、螳螂蚀、著艾灸，必致多误。大抵此证与血燥结核相同，故外用腐蚀等法，内服燥血消毒，则精血愈虚，肝筋受伤，疮口翻突开张，卒成败证。

府庠朱宏仁，年二十，右手背近中指患五疣，中一大者如黄豆，余皆如聚黍，拔之如丝长三四寸许，此血燥筋缩也，用清肝益荣汤，五十余剂而愈。府庠沈妪文，幼啮指甲，及长不能自禁，余曰：此肝火血燥也。又颈侧常生小疣子，屡散屡发；又臂生一块如绿豆大，若触碎则如断束缕，扯之则长，纵之则缩，后两鬓发白点，求治。余曰：子素肝病，此部亦属肝胆经也。夫爪为筋之余，胆行人身之侧，正与啮爪、生瘊等证相应，须滋补肾水以生肝胆，则诸病自愈矣。乃与六味地黄丸服之，二年白点自退，疣亦不生。一男子小腹中一块，不时攻痛，或用行气化痰等药，不应，犹以为血鳖，服行气逐血之剂。后手背结一痳子，渐长寸许，形如鳖状，肢体间如豆大者甚多。彼疑鳖生子，今发于外，亦用行血，虚证悉至，左尺洪数，关脉洪数而弦。余以为肾水不能生肝木，以致肝火血燥而筋挛，用六味地黄丸生肾水，滋肝血，三月余诸证悉愈。一妇人左手背并次指患五六枚如熟椹，内热晡热，月经素不及期。余曰：此因肝脾血虚而有热也，当调补二经，使阴血生而诸证自愈。不信，乃用艾灸，手即肿胀发热，手指皆挛，两胁项及胸乳间皆患疣，经行无期。余用加味逍遥散少加炒黑黄连，数剂渐愈，乃去黄连，更佐以归脾汤，各患渐愈，又百余剂，经行如期，再用地黄丸三料而痊。俱薛按

## 论列方 外科下

四物汤 补八

八珍汤 补十九

一阴煎 新补八

四顺散 外一五四

八正散 寒百十五

五积散 散三九

五苓散 和一八二

四生散 外一八七

三气饮 新热十七

十宣散 痘十四

四七汤 和九七

五宝丹 外二百五

146

六味丸 补百二十

四神丸 热百五二

八味丸 补一二一

理中汤 热一

归脾汤 补三二

生脉散 补五六

大营煎 新补十四

还少丹 补一三五

右归丸 新补五

芎归汤 痘十五

坎离丸 寒一六五

内塞散 外二三

保阴煎 新寒一

圣愈汤 补九十

托里黄芪汤 外八

玉露散 妇八九

托里散 外三

排脓散 外一六二又一六二

宁肺散 固六

宁肺汤 补六三

连翘汤 外五十

桔梗汤 外一五一

犀角散 痘六三

射干汤 外一六八

消风散 散四七